U0113956

编委会

经络腧穴学

点讲随堂录

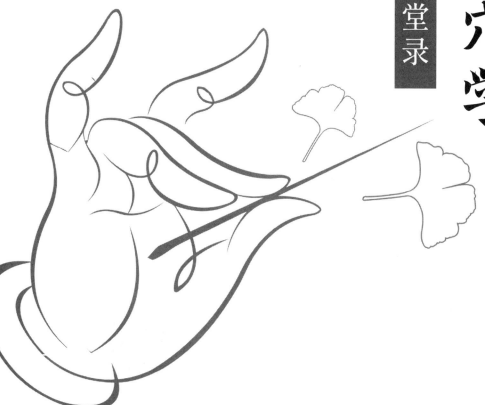

四川大学出版社
SICHUAN UNIVERSITY PRESS

图书在版编目（CIP）数据

经络腧穴学点讲随堂录 / 江花主编． — 成都 ：四
川大学出版社，2023.7
ISBN 978-7-5690-5876-5

Ⅰ．①经… Ⅱ．①江… Ⅲ．①经络－基本知识②俞穴
（五腧）－基本知识 Ⅳ．① R224

中国国家版本馆 CIP 数据核字（2023）第 136607 号

书　　名：经络腧穴学点讲随堂录
　　　　　Jingluo Shuxuexue Dianjiang Suitanglu
主　　编：江　花

选题策划：许　奕
责任编辑：许　奕
责任校对：龚娇梅
装帧设计：裴菊红
责任印制：王　炜

出版发行：四川大学出版社有限责任公司
　　　　　地址：成都市一环路南一段 24 号（610065）
　　　　　电话：(028) 85408311（发行部）、85400276（总编室）
　　　　　电子邮箱：scupress@vip.163.com
　　　　　网址：https://press.scu.edu.cn
印前制作：四川胜翔数码印务设计有限公司
印刷装订：成都市新都华兴印务有限公司

成品尺寸：170 mm×240 mm
印　　张：10.75
字　　数：218 千字

版　　次：2023 年 7 月 第 1 版
印　　次：2023 年 7 月 第 1 次印刷
定　　价：50.00 元

扫码获取数字资源

四川大学出版社
微信公众号

编写说明

　　本书主要以 2015—2018 年王鸿度教授的中医专业卓越医师班、中西医临床医学专业"针灸学""经络腧穴学""刺法灸法学"等课程的授课实况、讲座录音及视频为蓝本，结合王鸿度教授近 20 年的纸质教案手稿、多媒体 PPT 教案、专著、论文等资料，融合近 15 年跟师笔记等而成。由于时间跨度较大，教学内容丰富，本书不按教材顺序，而是精选课堂教学内容列出选题，故称为"点讲"。

　　为了尊重个人隐私，在教学活动中，对王鸿度教授之外的其他老师一律隐去真实姓名，均以英文字母等代替。

本书整理了王鸿度教授近二十年"针灸学""经络腧穴学""刺法灸法学"等课程的讲稿，以期再现生动的中医教学课堂，以传中医薪火。

先生力倡教学应使学生建立独立自主的批判性思维，时刻反思自己做学问是否循行"在者之在，是其所是，何以如此"的路径，启发学生心智，净化其中医思维。"师者，所以传道授业解惑也。"先生于课堂中身体力行，殚精竭虑，为传习学问之道、中医之道、人生之道铺平了坚实的道路，先生以经络腧穴针灸为介，围绕如何提出科学问题，如何寻找真穴，如何进行正确的针灸操作，如何理解和记忆经络循行，腧穴定位背后的生理病理意义，重申"知为针者信其左，不知为针者信其右""宁失其穴，勿失其经"等训诫，为学生复习并补充完善中医经络的生理、病理、解剖知识，将零星散乱的知识点体系化、合理化，让学生练得扎实，学得有信心，记得愉悦而深刻，尽力协助学生建构起完整的中医经络理论体系，且为当今中医学子详于五脏辨证而疏于经络辨证，针灸精于正经而忽于奇经、经筋、皮部等偏误境况，敲响警钟。

　　本书中原汁原味地保留授课中的师生问答，无论是天马行空之问，还是深思熟虑之问，或是几经挣扎之问，真正体现了有学有问有答，互有助益，教学相长。先生睿智诙谐，结合数十年的科研、临床心路历程，为学生展开了生动的针灸问道的画卷，一时间在青年教师、学生中"圈粉"无数，有以能蹭其课为快事之盛状。其严谨论证数十年的"少阳主骨"学说、"皮腠生神"理论等亦已形成西南医科大学师生的科研生发点。

　　"以技进道"，先生于练针之"练心、练意、练神"说可谓意味深长，谈笑间，一经一穴，一根一结，早如春风化雨般沁入学生脑海与心田，中医唯真、唯善、唯美之道，庶几如此哉？

江　花

2023 年 1 月

第一部分　总　论

一、针灸漫谈

　　同学们好，首先自我介绍一下，这是我的名字（王鸿度）。从今天开始，由我负责给大家讲"经络腧穴学"和"刺法灸法学"的理论部分。这期间还有 C 老师、D 老师给我们带教实验课，给大家演示各种各样的针法，并教会大家具体怎么操作针灸。

　　现在我们先来谈一点教材上没有的补充内容，就是谈谈我们对针灸学的一些认识。我们现在来看中央电视台拍的一个视频。

　　主持人：对我们中国人来说，针灸好像并不是一个非常新奇的事儿。现在我们很多百姓都已经体会到针灸带来的各种各样的好处。究竟针灸在我们百姓心目当中占一个什么样的位置呢？我们来看一个片子。

　　"针灸医学是中国古老的医学方式，最早见于《黄帝内经》一书，两千多年来在各位医学家手中逐渐发扬光大。在过去，经济快捷的治疗方法成为广大民众治病的首选方式。《黄帝内经》中记载：'一针甫下，沉疴立起。'时至今日，很多人还对针灸的神奇功效感叹不已。过去人们都比较穷，而且那时候西医发展不是特别好，相对来说，好多人都比较信服中医。因为它比较方便、实惠、经济，效果还特别好。那会儿也不讲究有病就往医院跑，都是在家里头扎。只要不舒服，就从兜里拿出针来，贴着衣裳就扎进去，也不像现在要先消毒，直接就扎。一些慢性病和疑难症，人们通过扎针灸来治疗。针也有很多种，有长的短的，大的小的，梅花针和三棱针，一般放血就用三棱针。那个三棱针，摸着针的这个表面有三个棱，尤其对血瘀疼痛这种病，治疗效果特别好。现在都没使用那会儿放血的技术了：在肚子上，用大长针，差不多有半尺①长，扎进去，好了，咱瞧着好了。放血使用那个三棱针，扎出黑血，然后放血，就治头晕头痛，效果非常好。扎透针就是打这面儿扎进去，打那面儿透过来。有半尺长，都扎进去，往里扎，觉得稍微疼一下，也不是太疼，一扎往里一捻，就觉得胀得慌。古老的针灸技艺，让我们叹为观止，一只小小的钢针，可以幻化出如此力量。据说技艺高超的老中医，可以在人体的任何一个穴位行针，甚至有起死回生的功效。但是现在很多针灸技艺已经随着时间的流逝和一大批老中医的故去，逐渐失传。"

主持人：刚才我们看了这个短片，我有这样一种感觉：刚才片中这些人虽然都是普通百姓，但是好像对针灸知识非常专业，我不知道您二位有什么感觉？

专家一：针灸是中国文化的一个部分，历史很久远了。中国人对针灸知识的了解已经非常详细……我看了这些观众的观点，总结起来有两点：第一，效果特别好；第二，比较便宜。我就有这样一种感觉，不知道对不对？这也是针灸的两个主要特点了。其实针灸有很多特点，现在业内的人简单用四个字就概括了，就是"简、便、验、廉"。"简"就是简单，"便"就是方便，"验"当然就是指效果好，那最后说的"廉"，是指很便宜。这四个字不仅在我们中国的土地上适用，随着针灸走向世界，也同样适用于世界各地。

专家二：刚才赵教授讲，我们业内人士用简单的四个字"简、便、验、廉"就把针灸主要的特点概括出来了。然而随着我研究工作的不断深入，体会就不太一样。如"简"亦"不简"：随着探索不断深入，我们发现针灸并不像人们想象的那么简单。按照一般的思路，你可以"头痛医头"，但是针灸实际上不是这样的：头痛可以治疗脚；内部的脏腑病，可以从外面治疗；左边的病，可以取右边的穴。所以从治疗理念上讲，它本身就不是一种简单的思维。较之其他治疗方法……针灸涉及具体的操作，有时还要配合内服或者外用药物。再说"便宜"，实际上，我觉得有可能在国外就不一定这么便宜了……比如在外国人的观念里，它就是替代医疗，像针灸这种绿色疗法，不仅不应该便宜，反而应该贵。比如韩国的针灸情况就和我们国内完全不一样。消毒是现代针灸医生特别重视的一个问题，包括针具消毒，我们非常严格，就算是皮肤上腧穴的消毒，我们也是非常严格的。

好，同学们看了这个视频以后，可以归纳一下针灸的特点，其中"简、便、验、廉"这四个字非常重要。另外里面还说了一个非常重要的理念，即绿色疗法。什么叫绿色疗法？绿色疗法就是指没有任何污染的疗法。我们从世界医学的角度来看，所有现存的治疗，一般都是采用口服或者注射，通过黏膜、肌肉或者

---

① 1尺≈33.33厘米。

静脉把药物带入体内。它们都不是直接刺进体表的一定部位就能够内调脏腑的疗法，这些疗法需要把外来的物质带入我们体内，在有治疗作用的同时还可能有副作用！

副作用就是对我们体内环境的一种污染。外来的东西，不管它是天然的，还是人工合成的化学产品，它在体内的代谢过程中有可能产生有毒的物质，当然我们机体可以把它排出去，但是如果这些物质长期积累在体内，就会对健康造成不必要的影响。这就是我们经常说的"是药三分毒"。针灸是靠针、靠灸，通过体表的特定部位，调动经络的生理功能，使经气发挥一定的作用，内调脏腑，平衡阴阳，从而达到防病治病的目的。针灸由于没有任何的外来物质进入人体，也就谈不上代谢的问题，所有的东西都是我们体内自己产生的，所以叫作绿色疗法。排除误针伤人，正常针灸不会对我们身体功能产生持续干扰或者影响，随着针灸的停止，其作用也慢慢消失，这就是针灸的一大好处。正由于此，针灸是中医学中最先走出国门、走向世界的一种疗法。世界各国人民逐渐发现：针灸原来是这样一个好东西！实际上针灸的治疗理念是非常新的，而且也是行之有效的，它现在已经成为世界医学的一个重要组成部分。

明代有一位非常著名的针灸家叫作汪机，他写了《针灸问对》这本书。他的一个同乡为他作的序里有一句话："则夫斯集也，进于技而几于道矣"。这句话就把针灸的意象或概念推向了更高的层次，他套用庄子的说法，把针灸比作道，但是它实际上也是一门技术，不断地训练，不断地演练，当技术上升到艺的时候，你可能就体会到什么是道了，这就是"由技进道"的途径，这也是我们针灸医师追求的终极目标。它是我们学针灸的人最为自豪的一句话，因为我们学习针灸、钻研技艺，能够最后臻于道，还可以慢慢寻求并体会到真善美的境界。其中最容易体会"真"和"美"，比如对于穴位的选择与配伍、针法的组合，"美"这个原则是非常重要的，当针扎好以后，若针插起来的图形很漂亮，针灸的疗效往往也很好，也就达到了"善"。这些都是在我们学习针灸的过程中需要体会和学习的。

今天我们主要谈如下几个问题。尤其要注意练针中一些比较高阶的方法，希望同学们在初步练针以后，能够逐渐进入高阶练习，今后能成为针灸大师。你们是卓越医师班的同学，所以大家一定要努力，特别是在针灸手上功夫方面要加倍练习。

第一，"针"和"灸"的概念。我们先来总体了解一下。

针灸方法繁多，本篇限于篇幅仅介绍毫针刺法和灸法。

我们可以使用不同的针具，通过一定的手法来刺激机体的一定部位，从而达到防病治病的目的。这样的一大类方法，我们统称为针法。

严格来说，对于针法而言，自九针之后，没有更多方法的变化，针的形式已经被古人基本确定下来。金属九针，就是按照《黄帝内经》中具体的尺寸复制出来的，是用金和银打制的。作为贵重金属，尤其是金针在临床应用中，止痛的效果特别好，但它们太贵重，其应用受到一定的限制，而且金针在应用的过程中会被磨损，扎进去以后，它就要少一些离子，一天少一点，一年针就磨得没有了，这个消耗太大了，所以一般的病人和医生也承受不起。我们现在的针主要是用不锈钢来制作的，后面有针柄，针柄上有一些盘龙纹。针具可以做得五花八门，可以做得非常漂亮，如目前最常用的毫针。

激光针是现代科技的激光和针结合在一起的。氦的激光发射器把红色的氦的激光发射出来，通过光导纤维传到身上，针先扎到体内，但是针稍微粗一点，中间有一个芯，扎进去以后，把芯取出来，针的鞘留在体内，再把光导纤维从中空的这部分穿入，把激光导入组织深部。红色氦的激光对人体没有损害，只有生理性刺激作用，比如消炎、缓解水肿、减少疼痛等。

下面介绍灸法。灸法主要通过运用某些施灸的燃料熏灼、温熨体表的一定部位，调整脏腑经络的功能，达到防治疾病的目的。施灸的材料除了艾，还有其他的材料，所以灸法不一定是艾灸，但艾灸是运用最多的一种灸法，是灸法的主要代表。药物灸是用艾叶及一些中药做成灸条，燃烧它的一侧末端，使它靠近体表的腧穴，借这种温热的刺激来调治疾病。在腧穴和艾条之间放入中间媒介——姜片，上面戳一些小孔，当艾条靠近姜片时，热力经过姜片透下去，灸的性质、治疗的作用就发生转变，这种方法我们称为隔姜灸。所以中间隔什么东西，就用它命名，可以隔蒜、隔盐、隔附子等。根据不同的情况，灵活选用。

针法和灸法最初各自单独发展，但到了某一个历史时期，它们就合用了，因为合用可以在治疗上获得意想不到的效果，由于人们常将二者配合来治疗一些比较困难的疾病，后来就把这两种方法合到一起称为"针灸"。唐代伟大的医学家孙思邈说：针法的特点是"开导之"，灸法是"温暖之"，二者相互补充，相得益彰。"针之不为，灸之所宜"，需要温暖的时候，针没有好的效果，则可用灸来温补；若要开导，灸的作用没有这么强时，就可用针来辅助。针灸合用，既有开导，又可以温暖，故其疗效好。所以孙思邈说："针而不灸，灸而不针，皆非良医也。"如果只会针，不会灸，或不擅于灸，或你只会灸，不会针，或不擅于针，都称不上好医生。当然，若没有汤药的辅佐，则针灸还只是外治法；如果有内治法相辅佐，疗效可能更好。

我想强调一下，针灸疗法是临床的方法，因此强调动手。若不动手训练，光是在这里听课、看教材，甚至看很多的参考书，那也学不会针灸。就像光听课学篮球，技术肯定不行。必须在学习理论的同时上球场去拼搏，这样才能够把篮球学好。现在同学都是看着电脑、电视长大的，动手能力的培养对同学们来说是尤为重要的。不能刚开始图新鲜操作一下，然后很快就不动了、不做了。练习不是一日功夫，要把它当成习惯，作为职业素质的基本要求，提到一个非常高的位置来认识。我们要在最开始的时候就把练针引进来，让大家有不断练手的机会。老师只能教方法，你们真的想要获得好的指力或功力的话，归根到底要靠自己的实践。

第二是针灸疗法的特点。我们前面已经用四个字来对它进行了概括，再简单归纳一下。一方面是适应证广。这是一个非常重要而显著的特点。根据不同的研究，针灸可以治疗临床各科的疾病。作为一种疗法、一门实用的技术，有这样广的适应证，是非常少见的。针灸有 300 多种适应证，其中大概有 170 多种可以首选针灸，疗效非常好，另外 100 多种，针灸可以作为辅助治疗方法。另一方面是针灸的疗效显著。这有两层意思：一是说它的疗效比较好，二是说它的疗效来得非常快，用一个词形容就是"效如桴鼓"，就如同拿着鼓槌，一敲鼓声音马上就出来了这样快。对头痛、腹泻等，针灸都有显著疗效。对妇科病而言，可选用三阴交在恰当的时机治疗。儿科中的疳积，皮肤科的神经性皮炎、带状疱疹，以及眼科中的暴发火眼、耳鼻喉科中的咽喉疼痛等，采用针灸治疗效果非常显著而且收效很快。在这里我们列出来的只是一小部分。

第三是应用方便。一位医生带上几根针，带上一点艾叶、灸条，无论在哪个地方，都可以随时治病。现场医学（spot medicine）在国外是非常流行的，就是在现场给病人适当的治疗，现场救助是非常关键的。针灸应用简便，尤其适合现场救治。

第四是经济、安全。扎针的消费比较少，病人负担轻得多，同样一个病，吃药的花费肯定比针灸的花费要多。针灸的安全性与它本身是一种绿色疗法有非常重要的关系。我们会在以后具体介绍如何保障针灸的安全性。同学们也可以提问。

同学：老师，脉络的穴位究竟有没有一个准确的位置，还是只有一个大概的位置？穴位到底指的是一个点，还是指的是一个范围？

从理论上来说，穴位就是一个固定点，跟周围的组织都不尽相同的这样一个特殊的点。但是由于人体比较复杂，周围环境影响因素也比较多，所以穴位不是只固定在一个点，有可能在它的周围略有一点移动，这个点实际上是很小的一个特殊区域，按照很小的比例及针灸的感应状态把它确定下来。由于受多种因素的影响，它有可能发生一些偏移。比如我们的眼睛、鼻子、耳朵，都有一些个体差异。

同学：老师，有很多穴位的功能都是一样的，比如治头痛，合谷、曲池这些穴位都可以采用。我们怎么知道取哪一个穴位呢？还是两个都要取？

　　这个问题提得很好。确实如此，在我们的众多穴位里，针对某一类疾病，某一个病症，并非只有一个穴位起作用，好几个穴位都有可能有相关的治疗作用。这就像感冒药，不是只有阿司匹林才发汗，其他一些药也可以起到发汗解表、解热镇痛的作用。那如何选择呢？这就很有讲究了，如果你的处方配穴配得好，适合病人的情况，病人获得比较好的照顾和治疗，这是最佳的。如果穴位配伍不是太好，但还不至于坏，也能够治疗一些疾病。最怕的就是配穴的处方中没有统一思想，或者思想前后矛盾，最后弄来弄去，你的处方就不能称为一个正确的处方，穴位和穴位相互"打架"，这是不允许的，这是要学习和改善的地方。尽管不同穴位有相同的主治功能，但还是要弄清它们细微的差异在哪里。这是在各论中要研究的一个很重要的问题，对于同学们来说是非常大的一个挑战！学好后同学们自己可拟出好处方。

　　我们还要讲讲经络理论形成、发展的历史。经络概念形成时，还没有独立的医生职业，医与巫混在一起。人们认识到体表的部位和内脏、体表的不同部位之间是有联系的，这就是最早的经络概念。当时人们尚不能认识得那么清晰和成熟。观念在人的头脑里面形成，没有相关的记载和考古证据的支持，因此经络概念的起源一直没有一个确定的时间定位。它在漫长的医疗实践活动中逐步系统化、完整化。

　　马王堆出土文物中有两本涉及经络的帛书，上面记载了"足臂十一脉灸经"和"阴阳十一脉灸经"。从帛书中，我们看到了经络学说的早期雏形，就是脉。脉与气血有关。脉管一旦受损，就会流血，也很容易被发现。古人在日常生活中就可以得出"血是在血脉中流行"这个结论。气血是由经脉来循行的，由经脉来主管，体现了经脉的功能。血气和气血似乎有一些区别：血气是人生命力的一种表现，而在人的生命力的不同阶段，血气表现出不同状态，所以经脉运行血气、掌管血气，这实际上是指的经脉和人体生命的一些外在表现，和经脉中传输气血是两个事情。

　　我们再看看帛书中十一脉的循行，因用足、臂命名，所以称为"足臂十一脉灸经"。相关图中展示从足巨阳起，足阳明起，这样向上循行，脉与脉之间彼此是独立的。说明那时古人还没有发现局部与局部之间有很多关系，还没有形成全身循行的循环流注的网络结构，且循行的路线及分支都比较少、比较短。它记载的每条脉都比较短，涉及某条脉所引发的疾病也比较简略，可能当时只到这一步，故历史学家认为马王堆帛书所载的脉的系统，是经络学说的雏形。《黄帝内经》正是在十一脉的雏形上进行了一次总结，并逐步发展提出了更完整的十二经脉理论。因此，马王堆出土的经脉帛书实际上对经络学说做出了非常重要的贡献，起码我们现在知道，在《黄帝内经》提出完整的经脉体系之前，还有一个基础的初级形式，这就为经脉概念是逐步成长起来的观点提供了一个非常重要的证据。

现在我们来看经络理论的形成。首先经络概念可能源于"脉"这个字，影响气血。《灵枢·脉度第十七》说："经脉为里，支而横者为络，络之别者为孙。"即当时已有经脉、络、孙络的说法。在马王堆出土的汉代帛书有"脉"的概念；在《黄帝内经》中有"经""络"这样的概念；在《汉书·艺文志》中，第一次把"经"和"络"这两个概念真正组合在一起，单独提出"经络"这样一个词，说明到了《汉书·艺文志》的年代，"经络"的概念已经形成，并被大家所接受。

因此可以说经络学说在《黄帝内经》前后出现并形成，它是中国医家几千年来同疾病作斗争的经验总结，是中国医学家的重要贡献。根据现有文献来分析，经络学说可能源于以下四个方面。

其一，经络感应和传导现象的记录和总结。一些有心的医学家，对这些现象进行观察、记录，将其作为一个专门的理论发展起来。现在同学们学扎针，知道会出现经络的经气感应现象，有时还会顺经感传。比如足三里，如果扎得好的话，它向下传导的作用是非常强的。我记得我儿子小的时候，大概一岁左右吧，他有一次发烧，吃了很多西药，都没有效，当时因为他大便稍微有一点不好，我考虑是食物不消化引起的发热，就给他扎足三里。我用酒精消毒，他觉得凉悠悠的，他本来是看着足三里穴这里的，然后我一扎，针一进去，他马上就把他的脚抓住了。这说明什么问题？就是在我扎的时候，经气已经传到他脚上去了。所以针灸刺激所引起的经络的感传现象是非常明显的，也常常给出一种非常客观的经络提示，这可能是经络学说的第一个形成因素。比如在穴位上扎一针，针刺感应可能向指端传导，也有可能向上臂传导，从一个部位牵引出和其他部位的联系，这就是经络的表现。

经络是人体中存在的通道系统和联络系统。在长期的临床实践中，古人慢慢地发现一些主治基本相同的穴位，往往有规律地排列在一条线上。比如胸部的外上方，以及手上臂内侧前方排列的一些穴位，常常有治疗肺病的作用，人们发现它们有沿着一条线排列的特点。这样就出现了"由点到线"的飞跃，而"线"则指的是形成一个内部联系的通道，也就是我们现在说的经络。当然这是很复杂漫长的逐步发展的过程。

其二，腧穴主治功效的多样性。我们治疗某些部位的病症时，获得了一些意想不到的疗效，如止痛、降温或者止咳等，归纳发现穴位几乎排列在某一条线上，这样也形成了对经络的进一步认识。

其三，对体表病理现象的推理。什么叫体表病理现象？我们患某些疾病的时候，会在体表出现非常特异的现象，比如沿着手厥阴心包经排列的神经性皮炎皮损，它沿着经络分布，经过上肢内侧长轴的中线，上行进入腋窝，然后再行进到胸部，和心包相联系。它与心包经的走行几乎完全一致。如果多出现几条这种线，那我们对经脉的描述就会更容易、更准确。再比如皮损沿着肾经呈线状排列，这条线从小腿内侧向上进入腘窝，然后再从大腿内侧进入外阴，这条皮损的路径正好是足少阴肾经的循行路线，几乎没有一点移位，就是按经典记载的经络来分布的，而其他皮肤都是完好的。这些体表病理现象给我们的直观感觉：体表并不像我们看到的那样是浑然一体的，它是有所区别的，并不完全一致。

其四，解剖生理知识的启发。大概在西汉，我们的解剖学是世界领先的。一些刑场中犯人处死之后，医生要马上去对他进行解剖，很多解剖知识都有非常详尽的记载。《黄帝内经》中有很多对内脏、骨节、经脉等的记载，且解剖的内容是非常精确的，以后同学们在读《黄帝内经》的时候，要注意其对脏器尺寸的记载，比如大肠、小肠的长度是多少。当时用的是秦尺，与我们现在的度量衡不相同，但如果把它换算过来，先从秦尺换算成汉尺，然后再换算成现在的度量衡，数据就非常准确了，就是以现在西医的角度看，误差也是非常小的。所以当时的解剖生理知识的启发，也是一个很重要的原因。

《黄帝内经》这本书是我们学习中医的理论源头，众多理论起源的问题都在这本书中得到了解决，凡是学习中医的人，都对这本书非常推崇。大家要反复阅读。你们现在很少买原著，上课的内容也是节选，我还是建议大家要看看整个内容。比如你在课上学了一些章节，这些章节的前后内容究竟是什么？其实还有一个问题未得到重视，就是我们在学《黄帝内经》时，常以一个东西作为蓝本，比如现在同学们是学教材，我们过去学的时候是学《内经知要》这样一些书，其中做了节选，这就相当于人家帮你嚼过了一个馍，你吃的是人家嚼过的东西。如果我们真的要发现一些问题，需要自己去寻找，这样学到的东西才多。另外《黄帝内经》的节选省略了一个非常重要的东西，即黄帝是怎么向岐伯提出这样一些问题的，我们现在把它叫作科学问题。科学问题是怎么提出来的？黄帝当时是怎么想的？节选中通常没有这些内容，但是恰恰这些内容才对我们有启发。我们为什么提不出来这个问题？黄帝就知道要提？我们上课让大家提几个问题，大家都觉得很辛苦，因为提一个好的问题，确实很辛苦，确实很难。这些信息在节选中是缺失的，节选常常把黄帝和岐伯的问话是怎么来的给去掉了，只是把对中医最有影响的一些观点给大家列出来。我们学这么多观点，连这个最根本的问题都没有搞清楚，无非就是死记硬背，实际上对整个中医学的体系仍然缺乏认知。因此我们在学的时候，请大家要注意学习如何提出好的问题。

我们学习脉、经、络、孙络、浮络、血络等概念的历史演进过程，可以发现其必然性，就是从一个比较粗的概念慢慢地发展为比较细的、内涵比较清晰的概念。这就是概念的进化过程，它展示了古人的认识是怎么一步一步演进的。如果没有脉这个东西，你直接跳到经这里，就显得有点突兀。现在我们知道先有脉，在脉的概念的基础上，演进到经，再生出络，这是一个自然过程。

《黄帝内经》这部著作总结的内容，是秦汉以前的医学方面的成就，对中医的基础理论、诊断学、治疗学、内科学等，贡献非常大，尤其是对经络理论，其描述是非常详尽的。这说明在战国时代，经络学说就基本形成了。对于针灸经络理论，其贡献主要有以下五点。

第一，在《黄帝内经》中已经完整地提出十二经脉的概念，把十二经脉在人体的循行分布及其与脏腑器官之间的关系，整理得非常清楚。马王堆的足臂十一脉还没有提到体表的这些部位与内脏有联系，但是在《黄帝内经》里这个联系已经被系统提出。在《黄帝内经》中，十二经脉中的每一条经脉分别对应一个脏腑。比如我们有心与心经，有肺与肺经。这十二经脉的理论，正是我们学习经络学说的主体，《黄帝内经》称之为十二正经。这个理论在经脉学说中是尤其重要的，这也是我们下面要学习的重点内容。

第二，在十二正经理论体系里，不仅有十二经脉理论，还阐述了十二经脉功能失调的时候所要发生的病候。前者说的是十二经脉的生理状态，后者说的是十二经脉的病理状态。

第三，叙述了十二经脉附属部分的内容。十二经脉理论能不能概括全部经脉的内容？《黄帝内经》给出的回答是"不行"！经脉系统还有其他的内容，只不过是以十二经脉为主而已，还有一些附属部位、附属结构，它们就是十二经别、奇经八脉、十五络脉、十二经筋和皮部。

第四，介绍了标本根结的联系。十二经脉，以及这么多经脉的附属部分，是不是都只有原来的样子和功能？当它们组合成一个整体的时候，还会多出一些东西来吗？我们一条经脉从头走到足，那么头和足分别就是这条经脉的两极，经气在这两极上是交相感应的，这就派生出了标本和根结理论。

第五，讨论了人体中气血在经脉中流行散布的情况。这个学说非常重要，它为中医基础理论中的气化学说提供了一个非常重要的理论来源。除了有形体，还有很重要的气化问题。因为我们要不断变化，并把这种变化通过繁衍一代一代地延续下去。气化运动的根源在哪里？根源就在人体中，人体中有营卫，有气血，而营卫、气血等物质，则借助经脉在人体中流行散布，对我们人体的脏腑起着营养、濡润、卫外的作用。

二、针刺技术

其实提问题是一个很好的形式，同学们进入大学本科这个阶段，一个很重要的变化就是在课堂上大家可以自由地发问，甚至我们还要请一些同学上来代替老师讲课，我们采取各种形式把课堂活跃起来。

如果你能够提出问题，证明你在思考，你在想一些关于中医、关于针灸的问题，而不是被动地接受老师所教授的内容。中学的时候，总是老师讲什么你就接受什么，现在你要自己做这个选择，有的东西，你可以听，有的东西，你可以不接受，这并不是说你要跟老师对着干，关键是主动思考。本科毕业的学生不是仅仅拿一个成绩单离开学校，你要带着问题离开学校，走上工作岗位，或者进一步深造，不断学习，不断钻研。

同学：老师，现在我们练习捻针的时候要求捻 1 分钟 150 次，甚至是 200 次，在实际操作的时候，捻针真的要这么多次吗？

这个同学提的问题很好。对于捻针来说，究竟应该捻多快？即按频率来计算，每分钟究竟应该多少次？这个没有定数。根据不同的针法要求，要慢则慢下来，要快则需要达到每分钟 120 次、150 次，这样才符合要求，不是说我只练某一种频率，而是要练各种不同的频率，无论是慢到每分钟 30 次或者快到每分钟 120 次，都能做得到，就符合要求了。练习时给出的标准只是上限而已，比如每分钟 120 次已经是非常快地捻动了，这种捻动还要带动针的旋转，是比较困难的。但是你要练，不断地练，练到你能够达到那个水平。

同学：老师，我想请教一下针灸治疗疾病的原理。

好，这个问题很好，但是范围很大。针灸治病的原理现在还处于研究阶段，通常而言，经过很多先贤的研究，现在大家公认的针灸治病有三个作用：

第一，它有很好的镇痛作用。针灸能够刺激人体释放一种叫作内啡肽的物质。它是内源性的，不是外界来的，是我们人体自己产生的类似吗啡的蛋白质，它能够和人体中的吗啡受体结合，从而阻断疼痛信号上传到丘脑，大脑就感受不到疼痛信号了。大家都知道，吸毒是外源性的，成瘾性非常强。但如果是内生的东西，它和吗啡受体结合之后，很快就失活了，被人体自动地分解，所以它就没有成瘾性。在我们大脑的不同脑区，针刺刺激产生内啡肽的作用是不相同的，有的脑区有作用，另一些脑区又没有作用，甚至作用是相反的，而且内啡肽本身又分成很多个亚族，这方面的课题比较多。

第二，针灸有很强的调整作用。人体器官和系统的功能都是在一个范围中波动的，而什么时候高，什么时候低，是受调节的。针灸对于脏腑功能有非常明显的调节作用。比如某一些穴位具有特异性的指向，能够调节某一个系统的功能，在血压高的时候，可以把血压降下来，在血压低的时候，又可以把血压升起来。

同样一个穴位，具有把系统功能回归到生理平衡点上的作用，我们称之为双向的良性生理调节作用，即"有病防病，无病健身"。这种良性的调节作用永远不会对机体产生副作用，它只关注机体是不是在生理平衡点上，若不是，它就进行调节。这个作用是针灸研究最多的，也是最重要的作用。有时我们食物吃多了以后不消化，就有可能出现胃肠功能障碍，这时胃肠功能就有可能是亢奋的，可能导致腹泻、腹痛、腹胀、肠鸣，甚至发热等。我们采用针灸能够帮助胃肠非常快地完成消化任务，同时缓解亢奋。当我们胃肠不蠕动或者蠕动得非常少的时候，就拉不出来大便，此时胃肠功能减弱，针灸能让胃肠功能加强，从而把大便排出体外。这种双向的良性调节作用就是针灸最重要的作用。

第三，针灸本身有抗御外邪的作用。针灸能够刺激机体免疫系统，从而达到抗病防御的目的。

今天我们重点强调两个字，就是练针。练针是针灸非常重要的基础内容，放到前边给同学们讲授，目的就是让同学们先行对针刺操作有所体会。针扎得好不好，取决于医生放进去多少自己的思想，表面上看拿着一根针这样一插，是一个很简单的动作，但是它能够专门发展为一门实用技术，其中很重要的一点就是你的思想能不能够放进去。高明的医生想得多而且细致。差一点的医生想得浅，治疗方式不太符合病人的实际情况。练针首先要练习把心意和手结合到一起，表现出来的各式各样的招数就成了针法。

我们从一些实用的环节入手，给同学们介绍一些针灸的常用体位。

我们先来说一下选择体位。为什么要选择体位？因为只有体位适当，病人才舒适，体位要符合病情和治疗要求。舒适就是让病人在这个体位上不难受，比如你让病人躺着扎针，至少在他正前方扎针的话，病人就可以稳定保持很久。如果你让病人一直举手臂扎针，没过多久他的手就举不住了，会慢慢掉下来，就有可能发生意外。所以选择体位，关键是要适当。

让病人尽量安逸，这是选择体位的目的和意义。选择体位的原则：一是施术者能够正确地取穴，操作方便；二是病人舒适，而且能持久保持体位。在这两个原则下，针灸的常用体位有六种（图1-1）：仰卧位、俯卧位、侧卧位、仰靠坐位、俯伏坐位、侧伏坐位。

当病人取仰卧位时，在他颜面及前额头顶部的穴位，以及前胸、腹部的穴位，我们操作起来非常方便；手臂正面、前方的穴位，也是很好操作的；大腿的外侧、前侧、内侧，小腿的前侧、外侧的穴位都非常好取。所以仰卧位适合这些部位的针灸，这样病人很舒适，不会乱动。

当病人取俯卧位时，后头部以及枕部、肩背部、腰部、臀部、大腿后侧、小腿后侧的穴位非常好取，扎起来很顺手。

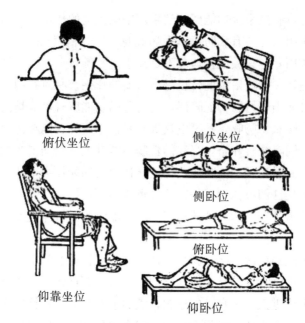

俯伏坐位　　　侧伏坐位

侧卧位

仰靠坐位　　　俯卧位

仰卧位

图1-1　针灸的常用体位

当病人取侧卧位时，颜面侧边，以及耳区、肩部、侧身部、背部、下肢外侧的穴位，适合操作。还有一些病人不能平卧，但采用侧卧位他们是可以办到的。

当病人取仰靠坐位时，占地很小，可以很多病人坐在一起。但现在越来越重视病人隐私的保护，所以现在这种仰靠坐位治疗比较少了。只有一些很简单的疾病，我们可以这样处理一下，但病人都不是一个挨一个地坐。眼区、颜面正前方、颈部、前胸、上肢的内侧的穴位，这样一靠，全部都亮出来了。

侧伏坐位正好跟仰靠坐位相反，病人往前趴，然后头侧向一边，耳朵直接对着天，这时耳区的穴位是非常好取的。耳区、耳部的后方、颜面的侧面、肩部及上肢的穴位，都可以采用这个体位。

俯伏坐位适合头顶的穴位，头顶有很多种重要的穴位，另外颞侧部及前额的穴位也都方便扎。最好扎的就是颈项部的穴位和肩背部的穴位，上肩部、上背部的穴位扎起来是很方便的。

针灸医生做出诊断，拟出治疗方案，决定病人怎么坐、怎么躺，然后选择穴位，最后把针扎上。如果按以上环节来考核，操作者也许其他各个环节都掌握得很好，但就输在摆放体位的环节。比如养老穴，你如果让病人把手臂平着摆在桌面上，评委一看就知道你是不清楚的，你要扎养老穴就扎不进去，因为正好被这个骨头的横突阻挡了，这个体位不合适甚至是错误的。

下面我们重点谈一谈毫针的刺法。你们手里边最常见的这种针，称为毫针。一般来说，毫针是用不锈钢制成的，但是也有少量的是用金或者银来制成的，合金也有可能，使用后面几种材料的成本是很高的，而且是消耗性的，所以数量很少。不锈钢针比较好，因为它具有较好的弹性和强度，这一点是其他金属针比不上的，而且它不锈蚀，如果用铁、铜来做针，很快就生锈了，甚至银也不行，金稍微好一些，能够防锈蚀，但太贵。所以不锈钢针很好地满足了强度、弹性、不容易锈蚀这样的要求，它可以大批量地制造，价格便宜。毫针的结构见图1-2。

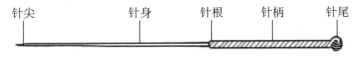

图1-2 毫针的结构

从结构上来说，毫针分为五个部分：针尖、针身、针根、针柄及针尾。针尾像发结，一方面是出于工艺美学的要求，另一方面为后面操作温针灸留下一个非常好的基座，它能够把灸条比较牢固地固定住。从针尾到针根的这个部分是由细金属丝绕成的，这个部分我们称为针柄，之所以用金属丝绕起来，除了有美学方面的要求，更重要的是增加阻力，使我们握针不至于打滑。针柄是我们很重要的一个着力部位，人和针就在这里交接，我们人的力量和气的传递就在针柄这里发生。针柄和针身相接的部分叫作针根。针身最前端这部分叫作针尖。其实针身就是除了针柄之外的整个部分，之所以把它分成针根、针身和针尖三个部分，是为了给后边的操作提供更精确的词汇。针根是一个关键部分，我们手的力量从针柄传递过来，首先要经过这个地方，这里恰恰是这根针最薄弱的部位。我们在检查一根针的时候，首先要注意这个部位，如果有松动、锈蚀，或者是其他质量问题，那么这根针就不能用。

古代毫针针尖见图1-3。现代毫针针尖见图1-4。

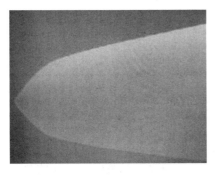

图1-3 古代毫针针尖

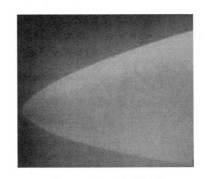

图1-4 现代毫针针尖

图1-3展示的是在电子显微镜下古代毫针的情况。针尖圆而不钝，就像松针针尖。图1-4展示的是现代毫针，针尖也圆而不钝，但整个流线更漂亮，没有尖角。我们试想一下图1-3的针尖扎进去后，扎到突然隆起的尖角，拱起来

以后，就容易给病人造成疼痛，而如果针尖非常圆滑，随着针变粗、变大，并没有这种突然扩大的感觉，这时针进去了，病人的痛感就会降低，这就是现代毫针的优点。

毫针的规格由两个要素来确定：长短和粗细。毫针的长短一般用毫米（mm）作为计量单位，过去和现在临床上的医生习惯用寸来表达。比如医生说："我要一根两寸的针。"这时你马上就要反应过来两寸的针大概是多少毫米。现在我们临床上比较常用的，或者说我本人比较常用的是1~1.5寸的针，所谓的号，即粗细，一般来说临床多用38号和40号，扎起来是最得心应手的。号数小，针偏细，号数大，针偏粗，偏细偏粗使操作难度增加。课后大家可以对着书上的表去查，了解清楚。

当我们拿到一根针的时候，首先要对这根针进行评估。不要等到扎针时连手上的工具好不好都不知道，这不行！大家看庖丁解牛，他那把刀是保护得很好的，否则他哪里能用了十九年还跟新的一样？我们应该非常自觉地养成针前评估的习惯，看针的质量怎么样。具体怎么评估呢？就是要对针尖、针身、针柄及针根这几个部分很快地进行检查。首先是针尖不能够太尖锐，因为人体皮肤非常厚，针如果太尖锐的话就容易卷而产生倒刺、倒钩，针尖应该圆而不钝，形如松针，尖端应该以一个非常有流线意味的圆形过渡，防止针刺事故出现，引起疼痛。如果针尖过于尖锐，就需要打磨一下，过去的针灸医生随身带着非常细的砂纸和比较细的磨石。但是现在大家都是用一次性的针，如果你真的觉得针太尖的话，就磨一下，最好是用细砂纸轻轻擦一下，但要特别注意不要出现尖角，不要出现像刀刃一样的变化，这就是对于针尖的要求。

针身要光滑挺直，针身本身就是坚韧而富有弹性的，这样才易于操作。练针时，针弯了后虽然你可以把它捋直，但如果你不会养针的话，你捋的动作就会在针身上留下一个过不去的弯痕，你消除不掉这个弯痕，就形成死弯，虽然表面上是直的，但是里边的针身已经绞在一起了，这是最容易发生断针的情况。有弯痕的针，最好不要用。在一个批号的针中如果发现质量问题，坚决不要使用，针刺一旦出现事故，责任很大。

针柄的金属丝缠绕紧密，而且均匀，不应该有过长或者过短的情况，特别是不能松动。出现松动就证明针柄和针身有问题。如果针身有锈蚀，就有可能在捻针时断掉，最常见的断针之处就在针根这里。所以针根一定要牢固才行。大家一定要对马上用于治疗的针迅速全面地进行检查和评估，这样我们才能够放心大胆地进行后续的治疗。

在技能操作方面，从进针到出针的整个过程，要求很高，而且有严格的操作规范、规程，医生必须熟练掌握。

毫针刺法从进针到出针分成以下几个阶段：一是持针，我们已经讲过怎么正确持针。二是进针。三是行针。四是催气。五是守气和行气。六是针刺补泻。七是留针。八是出针。这就是毫针刺法的基本操作步骤。我们现在需要仔细地研究毫针刺法的每一个阶段有什么具体的操作要求、规程，以及注意事项等。针刺补泻是关键、难点。

进针不能简单理解成针刺破皮肤，进针必须很快地刺透皮肤而且把针送到穴位需要的深度，以上整个过程才叫作进针，针刺的第一关，要求迅速、准确，无痛或者是少痛。

毫针的进针必须要左右手密切配合。协调一致的配合可以使进针顺利，减轻疼痛，关键是能起到刺激经气、促进"得气"、提高疗效的作用。

我们要弄清两个基本概念：刺手和押手。持针的这只手叫作刺手，一般来说把右手作为刺手，主要作用是把握、控制住毫针，同时集中臂力、腕力、指力迅速进针。押手是按压在穴位上辅助操作的手，一般是左手，主要作用是固定住穴位，为毫针下一步的刺入指示方向。

押手反馈的信息是非常关键而重要的，据此信息，毫针能够准确地刺入穴位。如果针体比较长，指力或者指法不好，刺的过程中针前面可能就弯了。这时左手就可以把针扶一下、靠一下，使针身不致摇晃和弯曲。另外押手还有更重要、鲜为人知的作用，就是直接对针感这一针刺最关键的因素起到非常重要的作用。针刺的关键是医生和病人的信息交换。当你的手搭在病人肢体上或者是穴位上的时候，你会接收到手下方的各种各样的感觉，而同时你的手的压力和触感也给病人提供了一些信息，所以针灸医生最先影响到病人的是左手，而不是针。左手如果用得好，这根针还没有扎进去，病人的疼痛就缓解了三分。

大家不要看到左手是辅助操作，以为右手才重要。我们平时练感觉，都是在谈右手，但其实左手也很重要，若能重视左手，你就是善用针者。某些医生只相信右手，甚至有的医生直接单手进针，其实损失很大，为什么？因为他没有及时和病人进行信息交换，没有进行"肌肤相亲"的交换，缺失了整个针刺过程中非常重要的一环，医患双方都缺失了一些信息！所以押手的作用是需要我们强调的。

针刺方法中重点讲指切、夹持、舒张、提捏四种方法。除了这四种常用的方法，还有一些其他方法，课堂中我们就不再介绍了，同学们可以自行看一下书。

现在我们来看一下指切进针（图1-5）。指切是押手先行接触病人穴位，把穴位掐准、按压准了以后，右手按照押手固定住的方向和部位把针顺利地送进去，这是临床上最常用的一种方法。它有什么好处呢？第一，押手先行对穴位进行诊查，同时把医生和病人的信息交流了一遍，把穴位处的皮肤固定住，穴位皮肤下方的组织就不会"东跑西跑"了，然后刺手顺着押手指示的方向，很容易地把针送进去，送到一定的深度，就完成了进针。押手不仅能缓解疼痛和固定穴位，还能确定穴位实际的位置。以后我们讲穴位的时候，还要谈穴位的位置，它其实是变动不居的。要把穴位的位置确定好，这不是一两天的功夫。临床上，一些学生或者低年资的医生会问："你和我都是扎一样的穴位，为什么你扎的穴位一扎就胀，或者'得气'的效果特别好，而我扎了很久都扎不胀，或者是效果不好？"原因如下：一是你没有让病人的气聚在这个穴位上；二是你确定的穴位看起来是同样的一个穴位，但是穴位的下方是散的，没有固定好；三是你的手法、指力、功力还不够，所以会出现不同的效果。

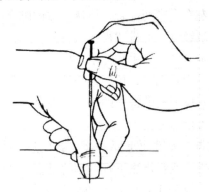

图 1-5　指切进针示意图

夹持进针（图 1-6）：对针体比较长的针，因为怕弯针，所以我们要用一个棉球把针身用押手固定一下，夹持住长针的针身，押手和刺手一起活动，如果力的方向一致，针很容易就刺入，但是如果两只手不协调，动作就是扭的，上边这个力就下不去，因为前头还有一个东西挡着。所以这两只手要同时发力，向同一个方向，这样才能够形成一个快速刺入的力量。

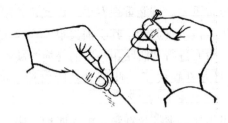

图 1-6　夹持进针示意图

舒张进针（图 1-7）：针对那些皮肤比较薄和松弛的部位。比如特别胖减了一点肥后的人，或者多产的女性，腹部皮肤都非常松弛。如果要用指切进针，穴位处的皮肤容易被周围皮肤遮挡，连进针的方向都找不到。所以我们要换一种思路，就是要用押手先行把局部的皮肤舒张、绷开、绷紧，用押手把穴位固定住，消毒后，刺手的针顺着扎下去。

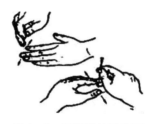

图1-7 舒张进针示意图

提捏进针（图1-8）：在肌肉较少的部位，只有浅浅的一张皮，这种地方，指切进针仍然不合适，因为针不能够垂直刺入，它下方不是肌肉，而是坚硬的骨组织，针穿透不了，只有顺应人体自然情况，采用斜刺。可以把皮肤提起来，起到固定作用。还有一种提捏，比如要在骨头上扎针，首先把上面的皮肤提起来顺着扎进去，或者从后方往前推。再一个就是用拇指把皮肤推着，推起来一点点的组织，在这里进针，拇指在这儿挡着，从拇指指甲的下方把针刺进去。

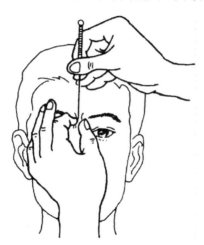

图1-8 提捏进针示意图

以上四种方法有不同的适用条件。其中最重要和最常用的，也是大家最需要练习的，我们大部位穴位都适合的，就是指切进针。所以同学们现在首先要熟练掌握指切进针，至于其他几种方法，其实都是辅助方法，在某一种条件下使用。

同学：老师，那个捻转补泻法，补法是拇指向前，食指向后，而泻法是拇指向后，食指向前。但是无论是食指向前还是拇指向前，都是要往一个方向运动，为什么我们要区别它？针捻方向是前还是后？

哦，你的意思是说，反正它都在转，我怎么转都行？

同学：对，我就是这个意思。

这个问题有些像我们发电报，电报就是两个音，一个长音，一个短音，但当把一个长音、一个短音按照一定的节律组合起来的时候，就代表不同的信息。不要看针只是在这儿转来转去，先转什么地方，后转什么地方，产生的效果和信息是不同的。拇指往前使劲，和食指往前使劲，方向上是不同的，你感受一下：拇指向前，食指向前的时候主动用劲，回来的时候又没有用劲，这个力度、节奏都发生变化了，这就迎合补泻的需要，这就是它们不同的地方。外行看热闹，看着手好像都是在那儿动，但是如果你真的看懂的话，你就会欣赏它的节奏，食指变换，拇指变换，就像跳舞一样，即使一个很小的韵律变化，都会产生不同的效果。

你现在谈的仅仅是单纯的捻转，如果组合了提插的手法，拇指向前的时候，往往就是在插，就是重插，重按轻提、重插轻提，这是提插补泻的手法，所有这些合在一起的时候，针既在往前走，又在往下走。如果我们不组合提插，保持这种水平的状态，拇指往前转动，或食指往前转动，这个力道带出来的方向是完全不一样的，机体能够感受到这种变化。

同学：老师，这些补泻手法一定要在进针之后才能用吗？在进针的同时，这些手法能用吗？

我们从刺法开始学习进针方法，然后是行针方法、补泻手法、留针、出针，一个步骤一个步骤地讲，实际就回答了你刚才这个问题。其中每一个步骤都有自己的要求，不可能一边扎一边做手法。手法操作一旦涉及操作问题，那就必须在一个基本点上。比如进针的基本要求就是把针刺入人体的穴位，然后到达穴位安全、有效的深度。这时并不要求"得气"或其他什么，只是无痛或者比较少痛地把针送到一个安全点、基本点上，这就是进针的操作要求。不同的阶段，手法是不一样的，要求也是不一样的。

行针不像进针时需要指切、舒张，这些都不重要了。对行针来说，重要的是采用一定的刺激手法，让经气来至。

行针过后"得气"了，效果也出来了，这时我们再顺应人体的虚实状态，采用补泻手法。

所以在不同的阶段，对手法的要求是不一样的，细分在各个阶段上，各有各的要求、方向，或者目的。我们在某一个阶段，一定要达到目的之后，才能够进入下一个阶段。刚刚才拿着针就在想补泻手法的问题，这就太早了，还不如全心全意地把针扎下去，这才是比较符合实际的。这个同学好像第一次提问，有点紧张啊，没事儿，多练习练习，有什么问题都可以讨论。

同学：老师，上次课讲了复式针法，我们怎么来判断天、人、地三部？每个人的体质都不一样。

复式手法很重要的地方就在于，要把能够"得气"的很小的部位（古人认为针刺的部位大概就是一粒米竖起来这么厚）剖为三等分。上部分叫作天部，中部分叫作人部，下部分叫作地部。但是实际操作中，我们怎么来把握？这就需要在长期的练习中自己慢慢去感受。当你刚开始学的时候，我们这一针下去，没有讨价还价的余地，有可能一下就穿进去很多了。而当你练得越来越熟的时候，你对手下的每一点点进展，或前进，或后退，都会非常在意。要一分一分地在针下去计较，就是要确定哪个地方是天部，哪个地方是人部，哪个地方是地部。现在大家不要着急，你们要有这个观念，虽然手上现在有可能还没有这个感觉，但要继续一步一步地练针。

实际上天、人、地三部通常在我们做演示的时候会直接分成三部分。我们先在比较宽的地方练习，然后慢慢缩小，这样就可以体会天、人、地三部。在针灸中，如果只是直插直入、直进直入，那就是没什么扎的，但有了天、人、地三部以后就很重要，你就可以在不同的部分采用各种补泻手法，这样可以把针法搞得丰富一些。

行针的基本手法，其实就是什么？

同学：提插捻转。

其实针刺受到非常大的限制，当针扎进去以后，只能够做这两种基本手法，对不对？比如音乐，虽然音符只有七个，但是大家听过一首重复的歌没有？这七个音符居然可以谱出千千万万没有重复的音乐。同样的，只要我们把这两种手法恰当地组合起来，我们也可以演奏出手法的交响乐，这就是复合手法。这些手法不断地组合，疗效也就不断地变好。针插进去后活动受到很大的限制，并不是随便在里面怎么活动，而是仅可以顺时针旋转一下，或者是逆时针旋转一下。但是我们就是要在这么局促和狭窄的活动空间中做出不同的变化。针灸有非常丰富的内容，大家一定要反复体会、反复练习。把这两种基本行针手法练出一点味道来。

提插和捻转的基本定义是有区别的。行针和补泻是两件事情。比如提插，行针的提插是很柔和、很自然地把针插进、提起；往下插的时候称为"插"，往上提的时候称为"提"。提插要练到什么程度呢？注意我们不是说的补泻，而是行针的基本手法，要达到能够以进针的深度这里为终点，针尖插进去多少，就退出来多少，在这个过程中，针体要一直保持直立，针尖的方向不能偏移，不能扎着扎着就偏了。在整个过程中，插进提起，插进提起，完全要固定在一个层上，这就是提插。捻转就是把针扎到安全深度之后，拇指和食指进行捻转的活动，一般就是在 0°～180°这个区间做一个比较均匀的活动，不要超过 360°。最常用的是提捻合一。这就是我们为什么先要正确持针，因为如果持针不正确，就会非常费劲。比如我们这样持针，捻转的方向是朝哪里？是在水平面上，对不对？而提插是在垂直方向上。所以这样两个力的方向怎么样？它们没有合在一起，因为一个是针在水平面上的这个力，一个是上下的这个力，没有合一。而假如我们这样持针，这个针就自然被压下去了，然后拇指往上提，食指往前搓的时候，这个针就起来了。捻转和提插就合到一起去了，因此作用力的方向就在一条线上，这样下去后起来，下去后再起来，就是一个很自然的活动，很和谐的。你看一个初学的同学，他抓着针在那儿练习的时候，满头大汗，原因就在于劲没有用到巧的地方。我们实际上先要分开练，练到每一项都很自如，而且把力度和节奏控制得非常好，并不是说越来越快，而是你控制每分钟多少转，每分钟插几下，要坚持下去，一直要有意识地通过调呼吸来控制，比如一呼一吸你做几次，如果不行，就让其他的人帮你看着手表，这样先把力度、节奏练好。练好这两步后再合到一起，就变成向下、起来，向下、起来，即提捻合一，但是节奏仍然没变。节奏和力度发生变化，就出现了补泻。当没有出现节奏和力度变化的时候，是匀速稳定的。所以补泻手法是在行针的基础上，有意识地对一些情况进行调整，属于虚的采用补的方法，属于实的采用泻的方法。因此，补泻是在行针"得气"之后采用的针刺手法。

同学：老师，我的经络跟您的经络有感应吗？我觉得经络有那种拼接转移的特性，就是您之前说那些原穴，我们四肢会有一些很重要的穴位。有一些人四肢没有之后，还是活下来了，如果经络不可以再拼接，不可以再生，比如我的肺经走到这里，然后就断了，连不过去，那全身气血是不是就终止了？

那你的经络和我的经络怎么感应？

同学：比如别人把肾移植给我的话，那他的经络不就到我身上了吗？照这样说，那我的经络是有可能跟他的经络有感应的。我只是这样想一下，但是不知道是不是这样子。

我还没有考虑过人工移植。人们肢体不幸断掉后，会有一个综合征，叫作幻肢征。大家可以去看一下循经感传的两种学说，一种叫作外周扩散理论，另一种叫作中枢形成理论。循经感传中有一种说法，即经络是在中枢形成的，在头脑里面那个通道还放在那儿，还联系在你失去的那个肢体上，至于不同的人经络有没有感应，是不是用感应这个词，这是另外一个问题，暂时还回答不了。

好，今天我们的课就上到这里，谢谢大家！

三、练针与练神

持针之法跟我们握毛笔非常类似。一般是右手拇指和食指指腹夹持住针柄，扣成圆环状。其余手指放松蜷伏其下，握成一个虚拳，拳心要空。环状及空心是最好的蓄力方式，为突刺进针做好准备。持针不能太松，也不能太紧，《黄帝内经》的要求是"手如握虎"。同学们想象一下握住老虎尾巴是什么心情？战战兢兢，如履薄冰，对不对？握得太紧，怕老虎吃痛而生怒；握得太松，老虎要跑！

针刺操作的第一步，叫作进针。总的要求是准确、轻柔、快速和无痛或少痛。持针时我们的手指（拇指和食指）已经扣成圆环了，进针就是迅捷发力，所用之力一定是在轴的这个方向。所以发力的动作很像古琴中"弹"的指法，先圆，我们称之为龙眼（图1-9），然后往前发力，龙眼变成凤眼（图1-10），这就是针的主要运动形式。手指的这些小关节、小肌肉，在这时通通都要用上。这样突然发力而往前运动，针就可以突刺进入皮肤，在体内的时候，也要遵循"由龙眼变凤眼，由凤眼回龙眼"这一套动作，我们始终在做这样的动作，所以学习针灸必须首先训练这套动作。

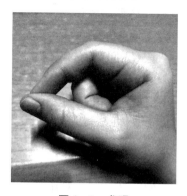

图1-9　龙眼

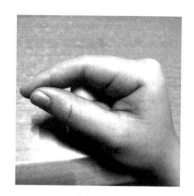

图1-10　凤眼

人体的皮肤是非常坚韧的，它的特性、厚度跟猪皮非常类似。要把针插进人体皮肤，而且要完整无损、不弯、不断，是很困难的事情，非常考验我们的功力。这就需要勤于练习。

训练的第一步就是练指力。在《医宗金鉴》的《刺灸心法要诀》中有一句话讲得非常到位："巧妙元机在指头。"这样复杂、奇妙、神奇的针法，关键在指头上。

指力是很重要的。力量要足够强，但并非仅指手的力量要特别强大，更重要的是操作者熟练控制针的能力要强，要将有限的指力控制和集中于指间，这其实是一种巧力，不要以为力气大就可以把针扎到皮肤里去，或者有的人说"我力气太小了，我扎不进去"。问题的关键并不在力气大，当你想用暴力扎针的时候，往往要断针、弯针，为什么？因为针在进入皮肤的这一瞬间，它是柔软的，当它接触并进入皮肤时，你的手会给其一个向下的作用力。而皮肤有抗力、有弹性，这两个力相互作用，我们控制针就要理解这个力，你下扎的这个力要恰恰等于上弹的反抗的力，当两个力平均一致的时候，针就顺利地扎进去了，病人一点都不痛。否则用这么大一个力，意味着抗力也会增大，针和皮肤的抗力就在这里对立起来了，你的针体就会弯曲，或彻底折了，反而扎不进去。所以关键在于，你要迅速判断出来下面的这个抗力究竟有多大，它以什么方向来。正好下刺的这个力和它相等，那这个针就刺下去了。我们要勤加练习。

要注意扎针时针要顺着前臂长轴的方向用力，这样所有的力量就可以向下顺移，如果是手指垂直于这个长轴，那用力的角度就不对，上臂的力量、肘部的力量、腕部的力量就不能到达针上。持针应该与前臂长轴保持一致，而不是垂直的。

广义而言，指力还包括掌力、腕力和臂力。因为做扎针的动作，不光是指头在活动，一般还要求沉肩，略微屈肘，手腕也要保持一种放松的状态。当你突刺的时候，不仅仅是指头在起作用，同时腕和肘都随之下压，你的肩也要充满力量。在整个的应力过程中处理得当，各个关节相互协调，身体与意念相互协调，这样扎针才会如行云流水。魏凌云曾描述道："强而不猛，迅而不躁，轻而不漂，和而不滞。"要在这种状态下扎针，才真的扎得好！我们要通过练习达到这个状态，这是很重要的问题。

练针，必须先练指，指力训练是练习针法的前提。每一年的大学生临床技能竞赛，针灸培训都是一个难点。哪怕你都要毕业了，你的导师看见你扎针，可能还认为你没有入门，甚至有些毕业后已经经过规培的学生，到了我们针灸科，仍然要从头学，从基本训练开始。问题出在哪里？在学校的时候，精力没有用来练针和练习指力。功夫不是说多读两本书，或短时间恶补一下，就补得上的，它需要一个长时间的积累。如果我们现在就开始练针，说不定一两年后，你们去参加技能比赛，就非常有底气了。但是如果临近比赛前半年，前三个月，才开始练针，那肯定是没用的。你可以多记几个穴位，多背几个条文，但是功力是上不去的。功力必须提前练，必须从更早的时间开始练，均匀而果断的指力不是短时间能够切实练好的。我希望大家能够提早训练，充分进行持针练习和徒手练习，不断地有效率地练针，把力量提上去。当你们毕业的时候，老师看见你们很不错，针法都很到位，那就比较好了。

那么应该怎么练？一般来说，有两种训练方法，一种是进针的指力训练，另一种是手法的指力训练，分别有两种不同的要求。进针的指力训练应该怎么做？（视频略）这就是最常见的指力训练，把棉花用一个纱布或者一个白布裹缝起来并捆紧，开始可以松一点，就在这个棉团上练习进针，练习做这个突刺的动作。把针拿好后，不断地这样插。这时你不要厌烦这种重复、枯燥的动作。这个动作就是要反复地加以练习，否则你的感觉就永远找不到。你要能够把各种各样的关节位置、肌肉强度，以及对下面弹性大小的判断结合起来。你要反复地插，反复练习，天天做，这就是进针的指力训练。开始看起来不难，然后你逐渐地把那个棉球越裹越紧，你的指力就可以越练越强。

手法指力的训练：用稍微硬一点的东西，比如餐巾纸，绑成一个方块来练习。把针扎进去然后反复地捻转、提插，当你捻转、提插的时候，会感觉到那个力道越来越大，以此慢慢地训练手法，这个力量就加强了。足够强的时候，你在人体上操作就完全没有阻碍了。这个方法看起来简单，但需要反复地做，做到什么时候？做到你的手起老茧。所以你看针灸医生的手，往往都是比较粗糙而且有茧的，这个茧就是慢慢磨起来的。这就是我们实针练习的基本方法。非常简单。关键就是你们愿不愿意做。

捻转训练：我们针插进去以后，反复地在那儿捻针，就是在做捻转训练。这个练习是针进入以后，拇指向前，食指向后，或拇指向后，食指向前，这样来回不断地捻转，捻转的角度开始比较小，慢慢变大，速度由慢到快，最后达到每分钟150次，这是基本要求。而且捻转的时候，这个角度还不能变，看起来这个针在往下走，但是针的角度和方向不要发生变化，要做到均匀一致，不要有时快、有时慢，遇到阻力的时候变慢，比较松软的时候就变快，这样不行。就算有阻力，仍然要保持一定的速率，这就是我们说的捻转训练。

提插训练：原处上下提插，要求慢慢地体会到这个针身是直的，不要提插着手就偏了。一直要保持垂直上下，也要有一定的强度和幅度，而且要自己去体会，怎么才能够均匀地保持一定的强度和幅度，一般一轮提插三五分钟，频率可以在不断练习中提高。

捣刺：握着针，上下这样捣。捣刺和提插不同，它强调带，这个针是带起来的，而提插是借那个弹性来运动。捣刺要求直接利用这个针，所以捣刺越来越快，像啄木鸟啄木头一样，这种雀啄法需要在我们前面那两个练习的基础上，逐步来练习。开始练进针，练进针的指力或者手法的指力，然后慢慢加上捻转、提插、捣刺或者捣颤，结合起来运用。

直刺：病人全身都有穴位，所以你扎的时候，要学会在不同的角度进针。练到一定的时候，这个角度就会发生变化，可以这样虚刺，在各个不同的角度，针都要垂直地进入皮肤，与穴位所在的这个平面垂直。手腕、手的姿势可以变，但是这个针一直要保持正直，这些都需要训练，当然一个比一个难，慢慢地来训练。

下面我们来看一下徒手训练。

第一，五指自然张开，然后指腹按压在硬的地方，反复地这样按，或者是在沙袋上，或者是在书本上，都可以。可以垫着一本书，稍微厚一点的书，垫着这样反复地按，向前、后、左、右做推、揉、按、压的动作，以此来锻炼指力，把这个关节的力量练得越来越强。可以单练拇指、食指，也可以五个指头一起练，重点是拇指和食指。

第二，有空的时候，你们就反复地像搓线一样做徒手训练，不断地搓，慢慢来，养成一种习惯，没事的时候就自己搓着练习，这个叫作捻线法。

第三，颤动手腕，上下灌力，不要放松，也是一种徒手训练。

接下来这个就稍微难一点了，就是要练意。练意也被称为练心。《黄帝内经》非常重视用针者在操作时心意的作用。比如，《黄帝内经》中有"精神不专，志意不理"，这时扎针就会造成不良后果：要么可能把针断在里边，或者造成补泻的相互不协调，本来该补的你给人家泻，本来该泻的你给人家补，这样就会造成不良后果。那这种情况怎么避免？平时我们练针时，从我们握着针、摸着针开始，就要"心无他慕""手如握虎""如侍所贵，不知日暮"。要练习这个心境，当你拿到针或者开始练针时，就专心专意、聚精会神，这样养成一个好的习惯，只有平时多下功夫，临床用针的时候才能够精神安详，"心无他慕"，将自身的精、气、神灌注于针下，而且你还能够接收到从针下反馈回来的新信息，这就是辨气。针扎下去以后，其实你和病人之间在进行一种交流，针下的信息对医生判断病人的病情及虚实状态是非常重要的，我们要随时随地汇集这些信息，并整理到一起，这是老天给我们针灸医生的一个方便门路，其他中医医生跟病人肌肤的接触只有摸脉或触诊，但针灸医生可以摸了脉或触诊以后再扎针。扎针过程中医生和病人是连接的！你的信息传递给病人，病人的信息反馈给你。这时你的指尖就要辨气，辨病人的气之变，以意行气，令补泻无误，最后取得好的效果。《灵枢》中说："迎之随之，以意和之，针道毕矣。"针道就是靠迎随，然后用医生的意去调和迎随，该迎的时候迎，该随的时候随，该迎多少，该随多少，以意和之，如此就非常高明了。这就要求我们练意，练意的关键就是在练针的时候慢慢学会意在针先，以意领针。

《黄帝内经》提示我们控制针的力度应"手如握虎"，你们仔细体会这句话，可以想象怎么样把针正确地拿在手里。那种感觉就是你既不能松，也不能紧，正好是在不松不紧之间，这种分寸的拿捏，需要非常长时间的体会。C 老师那天给你们上实验课，你们都练过针没有？

同学们：练过。

练意要求我们在练针的同时，要有意识地用心意去引导或者统帅针，意在针先，以意领针。下针的时候，要做到你想怎么做，马上就可以在手上表达出来。如果没有经过训练，就会心有余而力不足。有时我们心里有一个念头，但要真正落实到手上的时候，手上这些肌肉就不听使唤。所以练习时要练意、练心。

我们继续谈练神的问题。这个问题有一点玄，所以并不要求大家都能够理解，大家就在这儿坐着，安安静静地听一听。听一听"神"是怎么回事儿，怎么去练？能理解多少，就理解多少。这其实是针刺的最高境界。我想问一下，我们学针灸，目的是什么？

同学：练神啊。

就是练神？好，请坐。他这个话说得非常高级。还有没有同学想回答？我们学习针灸的主要目的是什么？

同学：针刺要达到治病救人的目的，消除病人痛苦。

好，请坐。治病救人是我们当卓越中医师的目的。确实，学习针灸根本的目的就是治病救人。但还有一个更高的目的，就是救你自己。每一位医生，首先要拯救自己，要自我苏醒，了解我自己究竟是怎么回事，这才是我们学习的最终目的。不管你今天学针灸也好，明天学中药也好，后天学方剂也好，你终究要达到一个目的，就是把自己塑造成一个完整的人，使你的人格苏醒，这才是我们学习的最终目的。

治病救人肯定是我们的目标，我们在自我完善的过程中就能够达到这个目标。达到治病救人目标的医生很多，却不是所有的医生都能有最后这个阶段的升华。练神要求我们不仅仅把注意力放到掌握一门治病救人的技术的层面，还有一个更高的要求——我们要去求"道"。我们练神其实就是为了探索这样一个东西。

古人其实是很有见地的。在《灵枢》和《素问》中有很多内容指出针刺必须要和"神"联系起来。"凡刺之真"，最本质、最核心、最真谛的刺法，就是要治神。"用针之要，无忘其神"，如果神气不相随，则入针气不至。"必正其神，欲瞻病人目，制其神，令气易行者也。"这是什么意思？这就不光是要求你自己的神了，还要用你的神去引导病人的神，因为病人的神才是发挥治疗作用的关键。如果你能够调动病人的神和气，那他就会痊愈得很快。如果你只相信针，而不用你的神去制病人的神，去调动病人的神和气，你的针技要大打折扣。古人的一些论述把神的关键和重要性说得很清楚了。问题就在于我们怎么去体会和寻找，我们通过什么样的途径来达到练神的目的，这才是我们这次课的关键。

操作者需要一定的修炼，修炼绝不是一朝一夕的工夫，要经过一个比较长时间的训练积累，甚至还有一些痛苦、反复和曲折。如果能够顺利通过这个修炼，就能够体会到某种"虚空和澄明"的状态，从而既能够掌控和把握整个治疗过程，又能够形成病人和操作者形神志意相互影响、相互交融的一种状态。

体会"虚空和澄明"的状态需要一个非常重要的训练。首先我们在练习的时候，要把心静下来，我想很多同学之所以练针坚持不下去，其中很重要的一个原因就在于静不下心，心一直被充满着，没有处于虚空状态，没办法处于澄明状态。这是不能够用语言来形容的，但是我们有时恍恍惚惚可以体会得到。大家学自行车时，是不是有这种体验：当你们骑着骑着时，突然间，后边那个人就撒手了，但自己还是骑起来了，那种状态是不是很愉悦的？但是一不小心又有可能摔下来，然后通过反复训练，终于有一天自己可以骑车，并且绕过很多障碍。

对于练神的具体路径，我想通过几个故事来说明。因为我也没办法把它讲得更清楚，比如"虚空和澄明"，我也只能够讲到这里。文字和语言描述起来是非常乏力的，就像《道德经》中的"道可道，非常道"。如果你去说"道"的话，常常有可能你认为的那个"道"，不是"道"的本体和全部，总是让人家感觉你没有言尽，所以语言在这里就停住了，这种状态叫作"不可说"，在佛家还有一句话叫作"不可思议"，也是指的这种状态。

我们可以通过一些故事来体会一下。同学们都是高材生，宋代大儒欧阳修的《卖油翁》你们应该都是比较熟悉的。那我们就来讲一讲吧。"陈康肃公善射，当世无双，公亦以此自矜。"我们请一个同学来读一读吧。

同学："陈康肃公善射，当世无双，公亦以此自矜。尝射于家圃，有卖油翁释担而立，睨之，久而不去。见其发矢十中八九，但微颔之。康肃问曰：'汝亦知射乎？吾射不亦精乎？'翁曰：'无他，但手熟尔。'康肃忿然曰：'尔安敢轻吾射？'翁曰：'以我酌油知之。'乃取一葫芦置于地，以钱覆其口，徐以杓酌油沥之，自钱孔入，而钱不湿。因曰：'我亦无他，惟手熟尔。'康肃笑而遣之。"

欧阳修大家都很熟悉了，宋代大儒，在"立德、立言、立功"方面非常厉害。他写的这篇《卖油翁》，刚才这个同学读得很好。古文一定要多读，要把每一个句子看清楚、读清楚，这样便于理解。

陈尧咨（陈康肃公）善射，并引以为豪。有一天他在自己的菜园子里射箭。这时有一个卖油翁远远地站在那个地方。睨之，就是斜眼这样望着他，久而不去，望了他很久，看他射箭十中八九，卖油翁只是轻轻地点了一下头，似乎就是说：还可以，不怎么样，就是这样。所以陈尧咨很郁闷，他就问："你知道什么叫射箭吗？你知道射术吗？我的射术难道不精吗？"这接连的追问，实际上把他心中的那种郁闷表达得非常生动。但没想到这个老翁的回答很简单，"无他"，没有其他什么，"但手熟尔"，你的射术不过就是手熟而已。陈尧咨就不满意了，所以他就说"尔安敢轻吾射？"你怎么敢轻视我的射术？老翁就说，我是从酌油这个事情知道的，然后他就把这个葫芦置于地，用钱覆其口上，然后把这个油舀起来沥之，油自钱孔入，而钱不湿。卖油翁说，我也没有其他本事，"惟手熟尔"。陈尧咨就笑着把他遣开了。

欧阳修并不只写了这些文字，后边他还有十三个字"此与庄生所谓解牛斫轮者何异？"欧阳修说了这个故事，这里连续出现两个"但手熟尔"，好像是说技艺如果经过训练，经过相当艰苦的训练，只要熟，你就能够获得技术。但欧阳修真正的意思在这里："此与庄生所谓解牛斫轮者何异？"所以并非只是手熟的问题。

欧阳修以文字精练著称，他在主修《新唐书》时，有一次和同僚放假后上街看见一匹受惊了的马，把缰绳挣脱，在路上飞奔而过，途中一下就踏死一条狗。欧阳修就让那些来参与修史的人分别把这件事情记下来，这些人写了很多。欧阳修一个一个地审阅，他说唐朝这么几百年，如果按你们这种不精炼、不简洁的记载法，我们编的史书装几屋子都装不下。其他人请教他应该怎么说，他只说了六个字"马逸毙犬于途"。所以他的文字不能随便就去掉一句，否则意思全然变了。

"庖丁解牛"的故事大家肯定是读过的。"庖丁为文惠君解牛；手之所触，肩之所倚，足之所履，膝之所踦，砉然响然，奏刀騞然，莫不中音，合于《桑林》之舞，乃中《经首》之会。"

庄子描述比较简短，但是非常精彩！精彩在于"砉然响然，奏刀騞然"，这些都是描述动刀的声音，"莫不中音，合于《桑林》之舞，乃中《经首》之会"。这就非常传神地把"庖丁解牛"的技术展现在我们面前。你看庖丁为文惠君解牛，他"手之所触，肩之所倚，足之所履，膝之所踦"，这些动作像舞蹈一样，节奏感非常清晰，他的刀接触到不同组织结构发出的声音，像音乐一样！我们知道，"乐"不是随便就能得来的。古人认为乐是天地之气的和声、和气，比如现在我随便指敲桌子的声音就不是乐声，它就是简单的敲打声音。真的乐声一旦发出，那肯定与天气和地气是调和的，这样才能够产生乐感。庖丁能够把解牛的动作过程变成演奏音乐，这样动听，"莫不中音"，每一个都符合乐声的要求，这是很不简单的事情。

"文惠君曰：'嘻，善哉！技盖至此乎？'"文惠君赞：了不起，已经到最高的境界了！"庖丁释刀对曰：'臣之所好者道也，进乎技矣。'"这里庖丁的回答非常有意思，这里有非常重要的一个原理，这个原理就叫作"以技进道"。他说，我所好的是"道"，我只不过通过技术的浸淫，把它作为一个探索道的途径。所以"道也，进乎技矣"。

"始臣之解牛之时，所见无非牛者。三年之后，未尝见全牛也。方今之时，臣以神遇而不以目视，官知止，而神欲行。依乎天理，批大郤，导大窾，因其固然，技经肯綮之未尝，而况大軱乎。"

他从"技"往"道"经历了三个过程，从最开始解牛只能够看见全牛，到三年后，看不见全牛。就像一个病人来了以后，他在床上躺着的时候，你走上去，你看见的不是他的皮肤好不好，汗毛多不多，有没有皮下脂肪这些情况，你看见的是整个的人体结构和状态。这时他就未见全牛，"全牛"就消失了，看见的都是具象背后的这些真实构造。到第三阶段他甚至连看都不看，他的神一下就去了，他的感触、感觉，甚至比眼睛看得还要准确，所以他能够"神遇"而不以"目视"。这就是他的训练、他的进步。

过去断句，逗号都是打在"不以目视"后，"官知止而神欲行"后是一个句号，但是如果仔细读的话，"不以目视"后应该是句号，"官知止而神欲行"后才是逗号。应是这样的："官知止而神欲行，依乎天理，批大郤，导大窾，因其固然。"

这里就有第二个原则，叫作"依其天理，因其固然"。对他来说，原则、要求都不重要，在他解牛的时候，他的刀一上去，完全是顺着牛本来的间隙，他"批大郤，导大窾"，都是依据它本身原来的样子。这里"技"是"枝"的意思，"枝经肯綮"，肯綮就是骨头外面包着的那种非常坚韧的韧带、筋膜等，"枝经"就是在骨头旁边分出来的，类似经络、经脉、经筋的一些结构。如果他"枝经肯綮之未尝"，他遇到刀根本去不到的地方时，他就绕过。"而况大軱乎？"如果遇到大骨头，他还是一下就把它绕过了。这就是前边我们说的"依其天理，因其固然"，他是把"官知"停止了，眼睛、耳朵、鼻子，把这些所有的官知都停止以后，让神来引导他的技术、动作，他能够过渡到"依乎天理"这样一个境界。

下面讲"良庖岁更刀，割也。族庖月更刀，折也。今臣之刀十九年矣，所解数千牛矣，而刀刃若新发于硎"。这里说了一句很有名的话，叫作"彼节者有间，而刀刃者无厚；以无厚入有间，恢恢乎其于游刃必有余地矣"。我们现在常说"游刃有余"，就是刀顺着天理，"因其固然"，这样刀永远在牛身上晃来晃去，像在跳舞，又像在奏乐。经过了十九年，刀还像是新拿出来的。"族"就是"簇"字，指骨筋汇聚的地方，"吾见其难为，怵然为戒，视为止，行为迟。动刀甚微，謋然已解，如土委地"。虽然我的技术都这么高了，但是到了某一个"簇"的时候，我还是非常小心，因为比较难，我还是要提高警惕心，"视为止，行为迟"，这时我的眼睛就像没有看一样，然后我整个动作慢起来，"动刀甚微"，等这些地方一过，"謋然已解，如土委地"，牛整个就像散了架子一样，一下就倒了。整个过程，从刀一下去，到最后这个牛垮在地上，牛连怎么去世的都不知道，一下就变成一块一块的肉了。

从庖丁解牛这个故事中，我们要看到，对技术的要求，就是要中音、要中节，要符合节奏和基本的物理规范；在这个基础上，进而达到"见全牛，不见牛，最后以神遇而不以目视"的几重不同境界。我们说"意在针先"，你要先有"意"，"以意领针"，你还要用意去调。但是到了最后的阶段、最高的境界，这些都没有了，完全是靠自己的神调动病人的神。

针灸有一个非常重要的术语，叫作"得气"，医生做很多动作都是为了调动经气，要产生经气的感应，因为"得气"就标志着疗效有了。"得气"以后，就要"慎守勿失"，这是最困难的。因为很多病人的气是刚一来就走，它稳不住，固定不了。真的会用针的人，一旦"得气"，要非常小心地维持住，要把气集聚在这里，而且让它在局部不断地汇聚起来，因为只有靠经气的感应才能够起到治病的作用，才能够达到治病的目的。所以"慎守勿失"就是《黄帝内经》对我们提出的要求，它用"慎守"两个字，提示你一定要守住气。除了开始我们说的"治神"，关键的就是"守气"。庖丁的"神遇解牛"与我们针灸的"守气"非常相似。

现在来介绍一些高阶针法，你们可选择来练习。首先是贺普仁先生，他是当代的国医大师，刚去世不久，他主张"二指禅"功，他在练"二指禅"功的时候强调运气，与练指力融为一体。具体的做法：站在桌前，吸气，沉入丹田，两臂前抬伸直，俯腰使双手拇指指腹搭于桌边，令丹田之气上贯肩，循臂肘、腕至拇指端，至拇指疲累。大家看文字，你们可以课后慢慢自己练习一下，关键是练功，就要运气，同时练指力。拇指练完了以后，再练食指。"二指禅"强调拇指和食指。初练的时候，每次 5 分钟，渐增至 15 分钟，每日 1~2 次，坚持 3 年，可大有成效。所有的这些练法，看起来都不难，关键是坚持，要持之以恒，如果能坚持下去，你肯定会有收获。另外，还可以用健身球练习，比如老年人手里面经常玩的健身球，徒手练习可利用各种空余时间，随时随地进行。

还有一位针灸学家叫彭静山，彭先生的训练叫作"水面练针法"，他把棋子浮在水面上，令其平稳，然后持针垂直刺棋子，要求是刺入棋子的某处，仅见水微动而棋子原位不动。这个就要慢慢来。可以置塑料盖于水面，令其平稳，刺法如上。还可以轻刺海绵，也是用这种方法。刺水果也可以，既不刺破果皮，又不使其移动。通过这些方法，把力量集中在针尖上，控制指力。这个方法应该说是最简便易行的。

练运气是练功的一种方法。运气是指医生在针刺的时候，运用丹田之气，灌注指端，使气到所欲达之处，从而大大增强"得气"的作用，提高疗效。其作用主要有二。一是你要强健自己的体质，我们学医，首先不是医人，而是医自己，你要把自己医得健健康康的，你不要把你的病气带给病人，或者是你受了病人的病气，这些都不行，你自己的正气要调。所以医者自身的体质要强健，以使丹田之气充实。二是医者的精神易于集中，并能够以意引气，灌注指掌。你的气，你要招得来，你想让它来它就要到你的指上来。古今善针者，皆主张练运气。"练针先练身，练气后运针"要求我们要练习基本功夫。

最重要的练习运气的方法，就是气功。许多著名的针灸学家都指出，练习气功可以增加本身的原气，起到调心宁神的作用，内气外发，意气相随，这是针灸的基本功。我们的老师有喜欢练八段锦或者易筋经的，这些都需要训练。同学们以后上体育课，肯定还要学太极，这些都是练功的方法。气功分静功和动功。静功一般采取坐、卧、站的方法，外表比较静的姿态。动功就是要做一些姿势。练气功的时候要注意把握一些要领，第一要调息，第二要调身，第三要调心，把这些结合起来，再与针法结合起来，这样练运气就能有的放矢。

我们节选的针灸名家叶心清先生的学说，讲述叶老前辈是怎么来练功的。金针针体比较柔软，针尖不像现在的针，是钝的，因为它如果是尖的，很容易折弯。所以金针针尖是圆钝的形状。金针进针对指力的要求尤其高，比我们现在用的不锈钢针要高多了。只有相当好的指力，才能够将金针刺入皮肤，我们请 A 老师来讲这个。

A 老师：现在都用不锈钢针，金针几乎要失传了。我采访了叶老先生的侄子叶成炳老师，他示范过金针给我看。金针针尖圆钝形如青果尖，不像现在的针那么尖锐，金针针体又相当软，因此扎针就需要很好的指力，如果你强行用力针就弯了，就进不了针。叶心清先生的老师魏庭兰先生把这个技术传给他。神针黄石屏先生则是叶先生的师爷。叶心清先生练刺城墙的砖缝，还有练飞针穿透悬纸。他选穴很少，因为金针很长，所以最喜欢用的就是透针。因为进针不容易，我们身体里面都有阴面和阳面，他可能从阴陵泉透到阳陵泉，包括我们面部的一些穴位都可以采用透针的方式，这样他就不需要再次进针了。这个过程非常辛苦。

谢谢 A 老师！所以叶老的第一个做法就是要练指力、练气，同时练意、练神。黄石屏老先生认为，对于施金针者，要求具有内功基础，制金针易，用金针贵有精力以运之，要求练气。著名的针灸学家承淡安先生也十分强调练气，他的一本书中记载："以前的针灸家在练习针术的时候，最主要的就是要练气和练指力，这几乎要占据 2/3 的学习时间。"你要学针灸，要成为一名好的针灸医生，那么你 2/3 的时间就要花在练气和练指力上。根据承淡安先生的记载，"神针黄石屏衣钵弟子魏庭兰与我神交多年，他的弟子叶心清"，就是这个叶老，"在重庆曾一针治愈某人的胃病，名噪一时。1938 年，我在成都，因患背脊疼痛请叶君来针，欣悉其师即为魏庭兰君。叶君告以魏君每天练拳术与气功，以针钻捻泥壁，历久不断，修炼相当艰巨，收效也很巨大"。

最后我们谈谈练意和练神。叶老对此也有非常独到的理解。《素问·宝命全形论篇第二十五》中说："凡刺之真，必先治神。"《灵枢·终始》中说："必一其神，令志在针。"这些都提示我们要练意、练神，而且把这个作为针灸操作的高阶心法。练意、练神要求金针的操作者能够进入"虚空和澄明"的状态，掌控和把握整个治疗过程，说明临床治疗过程中，病人和操作者的形神志意相互影响、相互交融。《灵枢·九针十二原第一》中说："睹其色，察其目，知其散复，一其形，听其动静，知其邪正。右主推之，左持而御之，气至而去之。"《灵枢·小针解第三》中说："'粗守形'者，守刺法也，上守神，守人之气血有余不足，可补泻也。"《灵枢·九针十二原第一》中提出了"粗守形，'上守神'者，守人之血气有余不足，可补泻也。"这样的论断，并且在《灵枢·小针解》中进行解释。它说"粗守形"的"粗"，指技术不是太好的针灸医生，他们守什么？他们的注意力专注在什么地方？专注在病人的形体上面，就像庖丁一样，他前三年只看见牛，或者看牛的一个部分，这个就叫作"守形"，守住那个刺法，完完整整地把它做完。但是上工，就是非常好的针灸医生，或者已经理解并掌握了"道"的针灸医生，他们要"守神"。"守神"是守什么？是守人的气血有余不足，可补可泻，就是要通过和病人的接触、交流，并非语言交流，能够非常清楚地了解到，病人气血的有余不足，哪个地方有余，哪个地方不足，什么该补，什么该泻。所以在他针下就没有常法了，该补的时候就补，该补的时候他心意一转，手上马上就做出补法来，该泻的时候他马上就泻。所以我们平常练习的补泻方法，只是开始训练的时候大家需要遵循，若真到了上工阶段，就没有招数了，完全依靠手下的感觉，该补该泻，很自然就做出来了，这就是"法随心转"。心念一起，相应的手法马上就出来了。叶氏金针讲究在进针、行针、留针的过程中，医患双方都不得随意谈笑，均需宁神、定气、全神贯注。"手如握虎"，实际上就是战战兢兢、如履薄冰、如临深渊的这种感觉，你要全神贯注，要聚精会神，要仔细地去体会"得气"的感觉。比如医生手下有沉紧之感，有如鱼吞钓饵之感，还有病人有酸麻胀重之感，这些是"得气"的感觉。叶心清先生经常引用一句话，就是《灵枢·九针十二原第一》中的"气至而有效，效之信，若风之吹云，明乎若见苍天，刺之道毕矣"，强调金针取效的根本是在"得气"。

好，我们今天就用这一次课的时间，给同学们谈了一个比较困难的话题，大家下去再体会一下，以后你们在练针的时候，哪怕体会不出来，也应该知道，有一个更高的要求在那放着，要不断地、慢慢地去接近这样的要求。当然，在座的这些同学中有一小部分能够理解，我就心满意足了，我就觉得这门课算值得了。

同学们在练针的过程中要把心静下来，同时把神调动起来，这样我们才能够生出智慧来，这对我们全面理解和掌握整个中医学都是有帮助的。练习摸脉和练针的时候，我们要调息、静心，要仔细揣摩。这两个方面如果同学们抓得好的话，在理解中医学的理论体系时，肯定会进一大步。希望大家在这个过程中要从这种高度去练一下。有句话说："明明白白一条路，万万千千不肯修。"我们不动手，不去修，就永远得不到新的体会。希望大家好好练一下。明代医家张景岳先生写过一首诗："入道须从性理，明心必究天人。谟烈圣贤大德，图书宇宙长春。"我想重点说前两句话："入道须从性理，明心必究天人。"我们学中医，不要只是学知识、听故事关键要入道、要明心。"入道须从性理"，要从"性"上，要以"理"去悟，要究天人之际，"天人相交，天人结合"的层面。在这种非常微妙的层次去理解我们的学习、理解中医学，才算是入道明心。

张景岳先生的这首小诗不是直接写出来的，他有一本非常重要的著作叫作《景岳全书》，他就用这首诗作为目录。《景岳全书》的第一集叫作"入集"，然后是"道集"，再次是"须集"，每一个集就用一个字。他把这首诗藏在《景岳全书》的目录中，他想告诉我们什么？就看你们能不能够把它挖掘出来，这才是我们学习中医的最重要的门径。不是什么脏腑、经络、腧穴，那些是死知识，即使老师不讲，你们自己下去看书都能够看明白。但是怎么"入道"，怎么"明心"，这个有可能是我们需要跟大家谈一谈、教一教的。请同学们一定要练手、练心、练神，在这个过程中为我们"入道"和"明心"打下一个基础。

四、经络学说

同学：老师，我们在《中医诊断学》中学了实寒证和实热证，治疗采用的是泻法，但一个是泻阴，一个是泻阳，而针灸上我们的泻法只有一种，是因为它既可以泻阴又可以泻阳吗？

你说实证中有寒热的区分，是不是？有寒热的区分，针灸都用泻法，然后怎么来解决它是治疗实寒还是治疗实热的问题。我们所指的泻法，主要是针对实证。针对寒或者热时，我们可以采用一些辅助方法。比如加灸，可以针对寒；如果放血，就可以针对热。这就可以把病邪（指寒证、热证）区分开来。治疗的时候，我们说"陷下则灸之"，因为往往陷下之证属于虚证，同时虚证中的寒证比较多。针对虚寒，我们还采用灸的办法，不一定一直采用针的补法或者泻法，许多方法可以综合使用，以解决更细致的问题。所以大家不着急，我们学东西就像吃饭一样，要一口一口地吃。不是刚学了一个泻法或者补法，然后就万举万当，什么问题都一招就解决了，那是不行的，毕竟同学们现在刚刚迈入医学殿堂的大门坎，还需要一段很长的时间学习。

同学们手里这本教材其实是针灸专业七年制学生需要学习的。对于我们中医专业卓越班的同学来说，以量来看的话，就稍微大了一点。所以同学们在学习这本教材的时候，可以把它作为一个重要的参考，以我们讲授的内容为主，这样来完成这门学科的学习。

《黄帝内经》的学术体系是什么？《黄帝内经》专家程士德和他的学生王洪图教授的意见是，《黄帝内经》的学术体系可以用一句话来概括，就是"四时、阴阳、五脏、经络"体系，所以在经络和腧穴这门学科中，我们学到的就是中医是怎么认识人体解剖和生命活动的，再结合我们正在学习的脏腑理论，把脏腑和经络合到一起，就是一个完完整整的人体了。

《灵枢》第二篇叫作《本输篇》，它开篇就说："黄帝问于岐伯曰：凡刺之道，必通十二经络之所终始。"过去我们学的或者现在你们学的《黄帝内经》，都在这里打逗号，就把这句话给断掉了。其实这是一种断章取义的做法。后边它还有很多经络的内容，如"凡刺之道，必通十二经络之所终始，络脉之所别处，五输之所留，六腑之所与合，四时之所出入，五脏之所溜处，阔数之度，浅深之状，高下所至。愿闻其解"。黄帝向他的老师岐伯提出了这样一个问题，就很全面地把我们的经络腧穴理论概括了。

我们下面仔细来看一下。"凡刺之道"，就是如果你想学习针刺，除了要练手法以外（像前边我们学了这么久，主要是给大家讲操作手法，但没有下面的这些内容作为支撑配合），"必通十二经络之终始"，要去了解十二经络从哪个地方发出来，又走到哪个地方，和什么脏腑组织相联系，比如有终必有始，有始还有终，往往这个终又是新的开始。经过十二经络从始到终不断地循环，就把我们全身包含在里面了。所以对十二经终始，必须要了解清楚，我们要一条经一条经地给大家讲其终始。另外十二经这个大系统也有一个整体的终始，除了每一经气血要从中过以外，还参与十二经组成的一个整体大循环，所以这个终始就是指十二经整个系统的终始，有各种各样的终始，这是我们首先需要掌握的。

"络脉之所别处"，所谓络脉，就是从经上分出的一些小的分支，相对于十二经来说是小的，但是它在我们络脉系统中又是大的分支。"络脉之所别处"，络脉从经脉分出来，就像一条主干道，有很多小岔路，岔出去形成一个网。那它究竟是什么地方别出来的？别出的地方往往就是气血分岔处，也是生理上非常重要的部位。我们必须了解这个部位，才能够把整个病情弄清。我们必须把这些部位搞清楚，知道哪一条经脉在某一个地方已经发出分支，再往下走，又分出更多的、更细的分支，越分越细，最后形成一个包罗全身的、立体的、交叉的网络状系统。这就是络脉。

"五输之所留"，五输指的是五脏五输，我们的脏和腑都是在体内的，对不对？比如心、肝、脾、肺、肾都是在体内，五脏的气就由五输发出在体表，这五输就成为直接诊断五脏疾病的最重要部位。比如心发到体表的哪个部位？肝发到体表的哪个部位？我们掌握这些部位后，直接就可以从这些部位治疗脏腑疾病，所以"五脏之所留，六腑之所与合"是很重要的。六腑虽也在体内，但要把气交代到体表去，交代到输穴上，通过经脉联系到体表。六腑所"合"的这些地方也是很重要的部位，我们掌握了六腑的这些所"合"，就直接在这些"合"上治疗相应的腑病，比如大肠有问题，我们就直接在大肠的合穴上治疗，小肠有问题，我们就直接在小肠的合穴上治疗。所以"六腑之所合，五脏之所留"，这些都是很重要的穴位。穴位虽在体表，但它可以反映脏腑气血的盛衰。掌握了这些知识，从体表就可以直接判断脏腑的虚实，可以直接治疗脏腑疾病。针灸效果比中药来得更快，而且更安全，原因也在这里，我们直接从体表就可以了解脏腑功能。古时候没有 MRI、CT 这些先进的检查技术，古人就是靠四诊，靠在人的体表按压输穴，做出一个比较详尽的、符合病人实际的诊断，所以必须要熟悉这些知识。

此外还要结合"四时"，随着天气变化，人体上也相应有一些变化，"四时"在人体上是有所出入的，这个出入导致人体的气血发生浅深变化，就像大海涨潮一样，人体内的气血也有一个潮落、潮起的起伏变化。

五脏中的气血往往流动到与之相表里的腑。心和肺同居上焦，心和肺之间本身就有直接的联络，所以心和肺的功能相互促进、相互协调。"五脏之所溜处，阔数之度"，所谓"阔数之度"，是指有一个宽窄，有一个数，比如有的经脉在某一个地方可能比较大、比较宽，但是在流到另外一个地方的时候，可能就变窄了，这些地方就有这个度的变化。"阔数之度，浅深之状，高下所至"，就是指经脉在这些地方流行，有这么多的变化，都是我们需要掌握的。比如手太阴肺经，它从胸中流向大拇指，不是直线流，在流动的过程中，各地方的脉气深浅不同，脉气比较深的穴位，叫作合穴，后边我们要讲，在脉气比较浅的部位，气血就像刚刚从山崖中渗出来的泉水，称之为"井"，一滴一滴这样，非常小，非常小是它的一个特点，另外一个特点是经年不息，那种生机鼓舞着它，不断地，哪怕是很小很小一点都往外面涌。当脉气非常壮大的时候，就像大海一样，深似海，所溜处又是"阔数之度，浅深之状，高下所至"等。

经络腧穴理论是针灸学的核心理论，也是中医基础理论中的一个重要基石。

这些内容非常丰富，知识也非常多。请大家一定要把它学好。

我们需要掌握下面这几个问题。首先是怎么来界定这个学科？经络腧穴学究竟指的什么？我们请一位同学念一念书上第一个自然段。

同学：经络腧穴学即经络学与腧穴学的合称，是研究经络、腧穴理论及其应用的学科。它是针灸学科的重要组成部分，也是针灸推拿学专业的核心理论与实践课程，是每一位从事针灸推拿学专业的人员所必须首先掌握的基本知识。

好，谢谢这位同学，读得很好。这一个自然段没有多余的话，就给出了经络腧穴学的定义，把经络腧穴学这门学科的内涵交代清楚了。

经络腧穴学主要研究经络和腧穴的问题，它既是我们学习针灸推拿的核心内容，又是中医基础最基本的理论。我们要对它的重要意义进行认识。

我们再请一位同学读读经络腧穴学的内容。

同学：历经千年的中医针灸学实践，经络腧穴学已经形成了完整的理论与实践体系，主要包括经络理论体系：经络组成，十二经脉与奇经八脉的循环流注，经络的生理功能、病理变化和临床应用，以及十二经别、十二经筋、十五络脉、十二皮部、根结标本、气街四海等内容；腧穴理论体系：腧穴的命名、分类、定位方法，特定穴概念及应用，各类腧穴的定位、主治、刺灸方法等内容。

很好，请坐。这个内容有点多。这个内容和前面的界定加到一起，就是经络腧穴学的基本概念。其研究对象不仅包括经络组成、十二经脉、十二经筋、十二皮部等内容，还包括腧穴的概念、腧穴的分类、腧穴的取穴方法，以及腧穴的主治特点等。

那些不在这个范围里的东西都不是我们的研究对象。我们要清楚经络腧穴学的内涵和外延，概念上要非常明晰，而且定义一定要下准。

做学问很重要的问题就是要界定。很多时候，很多东西我们如果说不清楚，往往要非常小心。因为一旦下定义，就有可能什么地方没有考虑周全，别人马上就可以把你驳倒。很多东西不是你所看到的那个样子，有可能你看到的只是冰山一角。搞学术出了问题，错误就有可能蔓延开来，谬种流传，最后影响很大，经常是害人害己。所以我们在做学术的时候，一定要注意从源头上把自己的思路理清晰，不要东一下西一下，一会儿受这个学术的影响，一会儿受那个理论的影响，这样就有可能出问题。另外需要注意，内涵和外延往往是相互联系的。一个概念外延越大，内涵就越小；一个概念内涵越大，外延就越小。

经络的外延包含两个系统，一个是经脉系统，另一个是络脉系统，如十二经脉、奇经八脉、十二经别等，要把这些内容简单地组合起来后，我们才能够对经络下一个相对准确的定义。注意我现在说的是定义，不是简单的一个概念。这就是学科建立时的几个起始概念，是非常重要的，我们称之为元概念。这种元概念建立得越好、越全面，后面才不会迷路，才不会东一下西一下，一会儿忘了这个，一会儿又忘了那个。

关于这门学科的地位和价值，以及怎样来学习这门学科，就请大家自行阅读教材。

序言针对经络腧穴的一般问题进行讲解和描述。经络的英文是"meridians & collaterals"，你看地球仪中的那个经线，就是"meridian"，"lateral"是"一侧，一边"或"分支"的意思，前边加一个"col"，两边就叫作"collaterals"，这个就是"络""分支"的意思。

经络是什么？经络是人体运行气血的通道，简单来说，经络是通道。所以经络这个概念最重要的是要落实到通道两个字上，一想到经络，就要想到通道。至于"沟通内外，贯穿上下，沟通表里"等，都不是其最重要的属性。经络包含经脉和络脉。这就是经络完整的、准确的概念。

经络既然是通道，那么它就能运行气血，还能联系脏腑与脏腑、脏腑与其他部位，这样又起到沟通内外、贯穿上下的作用。这些都是经络的生理作用。人身上有这么多的经络，而每条经络上有这么多的穴位，这些都是我们今后要学习的。

经脉和络脉两个子系统之间有什么区别？"经"是直行的主干。凡是通道系统中直行的主干，我们就把它称为经脉。直行就是纵行上下，沿着人体的纵轴上下运动。经脉沿着人体的纵轴上下运动，且上下分布，非常宽大粗壮。络脉是经脉的分支，经脉这个主干并非一杆插到底，也不断地分支，这些细小的分支就是络脉。如果络脉继续分，还要分出细络、血络、孙络、浮络，各种各样的络脉，到后来难以计数，它们越分越细，最后到达体表，到达全身，到达各个组织器官。所以经脉和络脉纵横交错、遍布全身，形成了一个周而复始、循环无端的立体交叉网络。你学了经络体系之后，你看人体像一个镂空的网子，我们的五脏六腑只不过是在网子中的一些东西而已，人体被这些不断分得很细的网这样一格一格地网住了，这就是人体的实际情况。经脉和络脉有非常大的区别，而且在功能上、在主次上也有非常重要的区分。

经气的概念很重要。英文是"meridian-Qi"，注意 Qi 虽是拼音，但因它是标准术语，首字母必须要大写。经气指的是经络中运行的气。经络中的气、五脏六腑的气，都是靠经络系统本身的运行之气，另外，整个经络所体现出来的功能，也是一种气的外在形式。所有这些合在一起，简称为经气。比如我们说"气未至也，气已至也"，在我们扎针的时候，需要"得气"。就是要得这个经气，它既指经络中运行的气，也指这个经络本身的功能。这个概念我们没有必要把它"抠死"，不像经络这种概念一定要定义清楚。在中医理论中，确有一部分这样的概念，我们现在还没有把它们完全说清楚，比如"气""神"究竟是什么？我们还没搞清楚。

经络学说就是研究经络的一门专门的理论。本来它就是人的脑子里面产生出来的一种理论学说，但是当它产生出来之后，就变成了一种客观的东西，就是我们的研究对象。我们的研究对象就是经络学说。经络学说研究什么？它是阐述人体经络系统的循行分布、生理功能、病理变化及其与脏腑相互联系的一门学科、一种学说。这个概念由我们人脑产生并接受以后，本身也在成长，也有自己的升华过程，也在不断地改变和丰富，一步一步往前发展。

（一）十二经脉

同学：老师，如果说经络和血管不是一个概念，那经络到底是什么呢？它跟血管是一样的吗？经络里面流的是什么呢？

这个问题困扰了我们很多初学中医、针灸的同学。实际上我们需要探讨经络的实质是什么。但是非常遗憾地告诉大家，直至目前，经络的实质还是一个比较深刻的学术问题，很多的专家和科研团队就此展开了科学研究，然而目前的结论并不是唯一的。所以我们不妨把它作为今后自己的研究问题来对待，探讨经络的实质有可能是你们这一代人的重要工作。经络是不是血管？有人说是，但是经络也有可能包含神经系统，或者人身上的其他体液通道等，这方面的研究也是很多的。

我们现在有很多的问题，其实还没有完全解决，比如有很多病的病因到现在都没搞清楚，只不过推断它有可能是跟病毒有关系，跟吸烟有关系，跟家族遗传有关系……但是实际上还是存在很大的争议。然而这些不妨碍我们去学习和研究，这才是我们坐在这儿学习的最重要的目的。

同学：老师，我想问一个比较独特的问题。那个三阴三阳，它有太阴，有太阳，有少阴，有少阳，为什么那个阴是厥阴，而阳是阳明呢？

你这个问题我们马上就要谈到。

同学：老师，一个穴位在一条经络上，但是它可以治很多的疾病，这到底是为什么呢？治病原理又是什么呢？

这与穴位本身的特性有关系。我们讲某个穴位在某一条经上，好像是确定的，但它治疗的病症却并不限于这一条经，可能涉及治疗其他经的问题。对此，我们是这样来归纳的：本经穴治本经病，比如肺经的穴位肯定可以治疗肺经的疾病，包括咳嗽、胸闷、胸痛等。相为表里经的穴位可以治疗表里经的疾病，如肺经的穴位，显然可以治疗肺与胸部的疾病，由于肺经与大肠经相表里，所以肺经的穴位也能治疗腹泻、便秘、腹痛等属于大肠经的疾病。另外还有一部分穴位非常特殊，可以治疗一些特殊的疾病。所以从这三个方面来归纳穴位的主治病症就比较全面。就这样归纳，一个穴位的主治范围基本上就框定了。

上一堂课我们讲了经络的内涵和外延，我们现在要对外延中的第一个内容，也是最主要的内容进行讲授和学习。

十二经脉指的是什么？它是手三阴经、手三阳经、足三阳经、足三阴经的总称。其中手有六经，足有六经，这六经分别都是三阴三阳，所以手有三阴三阳，足有三阴三阳，加起来就是十二，称之为十二经脉。它是经络系统中的主体，是这个系统中最重要的东西，《黄帝内经》又把它称为正经。正经，就是有规律、规则的一些经脉。那么十二经脉就是十二条最有规律可循的、遵循着某一种严格的规定运行的经脉，这是我们学习的重要内容。

我们现在看十二经脉的名称，它是古人根据十二经脉所属的脏腑和循行部位来确定的。它的名称由四个要素组合而成。第一个要素，就是要看这条经是在手上还是在足上循行，在手上循行的叫作手经，在足上循行的叫作足经。第二个要素，就是看这条经中阴阳之气的盛衰。比如阳占几分，阴占几分？阴阳之间相互的比例大概是多少？阴阳之气的多少如何来决定？这些问题我们放到后面再讨论。第三个要素，就是与这十二条经相联系的究竟是什么脏和腑。最后再加上一个常用的"经"，这就是个常量了，每一条经最后都会出现这个字。比如手太阴肺经、手少阴心经，名字都会加上一个"经"。具备这四个要素之后，我们就可以完整地给一条经命名了。

阴阳之气的多少，以及与所属脏腑有没有关系，涉及一个很重要的原理，就是一阴一阳衍变出三阴三阳的问题。在中国哲学中有一个很重要的观点叫作"一分为二"，大家都是学得很熟的。古代哲学中还有一个观点，就是"一分为三"。它的重要性不亚于"一分为二"。关于"一分为三"，最典型的就是老子说的一段话："道生一，一生二，二生三，三生万物。"这个"三"，称为"易"，易的真数。在这个数上，就会衍生出万物。古代哲学的这个观点很自然地渗透到中医学、针灸学的理论中来。

从"三"直接就跳到"六"了，而且这个"六"，三个是阳，三个是阴，也是配对的，符合"一分为二"的观点。那么它是怎么演变的？这就是一阳演变成太阳、阳明、少阳，一阴演变成太阴、厥阴、少阴。我们用一个昼夜来比喻，这样大家可能清楚一点。当太阳初生的时候，称为少阳，这时太阳看起来非常大而红，但是感觉很凉爽，天气不是那么炽热，但是生机盎然。这也是为什么我们一旦看到朝阳升起，就觉得心血都在沸腾，这是因为我们感受到那种生命力在往上冲，少阳之气在萌动而起作用。然后随着时间的变化，到了正午之前，这时太阳看起来很远，体量也变小了，但是那是太阳最毒的时候，夏天正午前后，你要是出去晒一会儿太阳有可能要中暑。阳气处于极端旺盛的时候，这时的阳气就叫作太阳，虽不能够说它纯阳无阴，但确实几乎就是纯阳，只有很少的阴，而到阳气最炽盛、最热的那个时候，其实阴已经开始滋生了，"太阳"就慢慢地朝阳明这个方向演变。阳明的阳很盛，它的阴也慢慢地变盛，是阳气和阴气同时都比较盛的时候。

太阳最旺盛的时候，少阴已经开始出现了。我们在夏天的时候，最热的那个天叫什么？夏至，对不对？但是关于夏至有一个谚语："夏至一阴生，冬至一阳生。"在太阳时，这个阴就在逐步滋生了，慢慢进入阳明这个阶段，然后到了最极盛的太阴，最后到了两阴交界，就是厥阴。《黄帝内经》中说"两阳合明"，就称之为阳明。阳明的阳气比较旺盛，但是它的阴气也在渐渐旺盛；它就不像太阳，太阳比较刚，柔的成分比较少，而阳明既有阳的成分，又含有阴的成分。厥阴是"两阴交尽"的时候，由阴转阳。实际上在厥阴这个时候，少阳已经开始滋生了，厥阴就出现阴阳互换。因此厥阴证中，最明显的一个症状就是寒热错杂，一会儿发热，一会发冷。寒热错杂是厥阴证中一个典型的症状。

在这个过程中，如果我们用太极的双鱼图（图1—11）来看，就会发现在人体的各条经脉中，阴阳之气的多少各不相同，经脉的功用各不相同。比如心经和肝经，虽然都属脏，都属阴，但是由于心经和肝经中阴阳成分不一样，所以从总体上来说就不一样，心经有心经的功能，肝经有肝经的功能。所以一阴一阳演变成三阴三阳的理论，就解释了我们说的阴阳之气的多少，为十二经的区分提供了依据。我们在给一条经命名的时候，只要给定了它的这个阴阳之气是多少，那么这条经的功能我们就能够估计出来。

现在我们来谈中医的人体定位问题。中医人体定位姿势见图1—12。

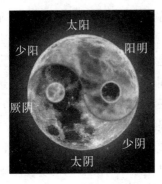

图 1-11　三阴三阳图

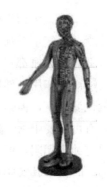

图 1-12　中医人体定位姿势

要注意针灸的体位和现代医学讲的人体解剖的体位是不一样的。西医学中的解剖体位，是把人体平放在一个桌子上，然后再来对他的前后左右进行区分。但中医对人体的标准体位是这样描述的：两个脚大趾向前，两个脚分开，与肩同宽，人是直立的，两眼平视前方。这个就是我们的标准体位。

凡是往上向头巅顶方向的，称为向上；凡是往下向足底方向的，称为向下。上下就区分开了。在胸的前边，称为前；在背后这个方向，称为后。前后区分了，左右就很好区分。靠近正中线方向的一侧叫内，背离正中线方向的一侧叫外。前后左右、上下、内外就定下来了。

你们把这些方位记好，以后在自学的时候，凡是看到涉及体位的问题，你们都要回忆起这个标准体位。这就是对针灸的解剖体位最重要的描述。看起来简单，大家心里一定要把它记牢。

有十一个比较常用的描述经络循行的字，我们需要对它们进行规范。请大家注意：它们分别是"起、横、行、属、络、循、还、上、下、出、入"。

这十一个字各有各的含义，基本上和它们的本义相当，但是也有存在差异的。我们今天需要了解的，就是比它本义多出来的一点点而正好又是针灸学常用的那个意思。

"起"，通常是指一条经脉的起点，比如肺经起于中焦，就是说肺经是由中焦发出来的，这条经脉最初发起的那个点称为起点。十二经脉基本上是沿着人体的纵轴在循行，少数经脉有时要横着走一点点，所以"横"是指这条经脉的横向运动，这种情况非常少，所以这个字用得比较少。"横"字就是经脉的上下循行突然变成了往左或者往右循行。"行"指的是经脉沿着或者靠着一条其他的经在走。比如手太阴肺经于少阴心主之前，傍着手少阴心经、心主之脉，往前运行，它跟心经的走向几乎是一致的，靠得很近，挨着走，这就是"行"。一条经和脏腑有联系，如果是阴经，就和它本脏有联系，如果是阳经，就和它本腑有联系。比如肺经联系肺，我们称为"属"，"属于"已经不是介词了，而是一个动词，指本经和它本脏或本腑相联属。手太阴肺经属于肺，但是它络于大肠，与它相表里的那个脏或者腑的联络，就叫"络"。它也不说"属"，也不说"联"。反过来说，手阳明大肠经属大肠，而络于肺。"循"，往往是说经脉沿着一个路线走。"环"，不是循环，而是反转的意思，比如这个经脉走过去又转回来，就是"返"的意思。"上"是指下边的经脉从某一个相对下的位置往上走。"下"是上边的经脉往下走。"出"常常是经络从体内往体表穿出穿行。反过来，"入"就是经络从体表深入到体腔，或者深入到肌肉的深层。这十一个字，大家要理解好。我们读经文或者讲述经脉循行的时候，使用这种专门的术语，大家理解起来就会轻松一些。

好，我们回到今天的课程。所有的阳经都行于阳侧，就是四肢的外侧。手足的阳经在四肢排列的顺序是阳明在前，比如，手阳明在上肢外侧前缘；少阳在中，在外侧的中间；太阳在外侧的后边。如果是阴经怎么办？阴经在内侧，就是太阴在前，厥阴在中，少阴在后。所以在前的这条经，应该是太阴经，然后是厥阴经，再次是少阴经，也就是太、厥、少。同理，足经跟手经的排列相同。唯一的例外就是足三阴经在足的内踝下的时候，厥阴经本来应该走中，结果它没有走中，走到前方来了，它走到太阴之地，然后把太阴挤到中间去了，少阴还是在后。一直到了内踝上八寸这里，厥阴经才回到中轴的中，太阴经才回到应该走的前方。所以，所有的经脉中唯有足三阴经在脚下至内踝上八寸这里，这是一个例外。

对于十二经在四肢的排列顺序，我们归纳成这样一个歌诀或顺口溜：阳经的"阳、少、太"，阴经的"太、厥、少"，分别对应前、中、后的顺序。按照这个顺序来排列，就弄清了十二经脉在体表分布的规律。

有了以上的基础后，我们就可以给任何一条经脉命名。比如有一条经脉，它循行在手上，和肺经相联系，循行在手的内侧的前缘，请大家给出这条经脉的名称。它是手经，和肺相联系，叫作肺经；循行在内侧的前缘，是太阴经。所以这条经的全名就应该是手太阴肺经。再比如有一条经脉循行在足上，它和胃相连，循行在足的外侧的前缘，就应该是足阳明胃经。每一条经脉要把这四个要素凑齐，而且掌握住十二经在体表的分布规律之后，我们就很自然地能够叫出经脉的名称。同学们下去自己再练习一下，把十二条正经全名都记熟。

如果经脉和心相联系，人们把它称为心经，但这样只突出了五脏，突出了脏腑理论，表明这条经脉是和心相连的，它和心的功能有关系，但却忽略了一个关键问题，就是它的气化问题，它的阴阳之气多少的问题，单说心经就没有说明白。所以说经脉一定要说全它的名称。这样就把整个情况全部叙述清楚了，把脏腑理论和经络理论都兼顾了，包括脏腑的功能，以及它在全身气化中所起的作用，它的阴阳之气的多少，通通都一目了然，这样就非常全面。我们现在很多老师言及经络时，都是很简单地就说心经、胃经、肝经，但是就不说它的气化。这样实际上就把中医最根本的东西丢了，这是特别需要纠正的。

现在我们来谈十二经脉的表里属络关系。十二经脉相互联系，和脏腑阴阳的配属一致。我们都知道，脏为阴，脏为里，腑为阳，腑为表。十二经脉属络表里关系及脏腑器官的联络见表1-1。

表1-1　十二经脉属络表里关系及脏腑器官的联络

经脉名称	属络的脏腑	联络的器官
手太阴肺经	起于中焦，属肺，络大肠，还循胃口	喉咙
手阳明大肠经	属大肠，络肺	入下齿中，夹口、鼻
足阳明胃经	属胃，络脾	起于鼻，入上齿，环口夹唇，循喉咙
足太阴脾经	属脾，络胃，流注心中	夹咽，连舌本，散舌下
手少阴心经	属心，络小肠，上肺	夹咽，连目系
手太阳小肠经	属小肠，络心，抵胃	循咽，至目内外眦，入耳中，抵鼻
足太阳膀胱经	属膀胱，络肾	起于目内眦，至耳上角，入络脑
足少阴肾经	属肾，络膀胱，上贯肝，入肺中，络心	循喉咙，夹舌本
手厥阴心包经	属心包，络三焦	－
手少阳三焦经	属三焦，络心包	系耳后，出耳上角，入耳中，至目锐眦
足少阳胆经	属胆，络肝	起于目锐眦，下耳后，入耳中，出耳前
足厥阴肝经	属肝，络胆，夹胃，注肺	过阴器，连目系，环唇内

同学：老师，我想问，如果根据阳气的多少来分阳明、太阳、少阳，那手阳明大肠经和手太阳小肠经相较而言，是不是就是大肠经的阳气多于小肠经的阳气呢？根据是什么？

大肠经的阳气多于小肠经的阳气？

同学：对，因为是阳明经啊。

一个是阳明，一个是太阳，也可以这么去理解，在这条经上，它的阳气偏盛，在另外一条经上阳气的分量少一些，并不是它虚，而是因为它的相反的东西要多一些，比如它的阳要少一些，而阴要多一些。

同学：老师，这个经络是怎么来命名的？我们又看不见它，这是怎么发现的呢？

你看不见的东西不一定不存在。这就是在长期的观察中，先贤感觉或者观察到这一现象，然后把这个性质赋予它。发现经络涉及经络起源问题，有多种学说。

我们提问，首先要看这个问题成不成立。你说手太阴肺经从胸走手，你要我给你一个根据，而这就是已经观察到的事实。问题有一个正确的起点，才好讨论。还有一些问题，我们反复去追究，最后它们回到一个最根本的东西，我们反映的只是这个客观世界原来的面目，这不是靠我们杜撰和想象的。我们没有资格这样做，我们总是在力图描绘我们见到的客观存在：它究竟是一个什么东西？然后我们讲给后人听，让他们也知道，这个东西就叫作人的经脉，具备怎样的特点和功能等。一定要追寻一个客观的或者物质的来源，这是我们思维上的缺点。

刚才这个同学的提问说到了一个很重要的观点，她说"我看不见"。我们不要太相信自己的眼睛或其他感观。因为它们可能欺骗我们，所以有时我们还要靠其他方法，这是很重要的。

我们干脆讨论得深入一点。这里也对同学们提出一个要求，就是当你有一个想法的时候，你就要把它形成一个问题。但是并不是所有的东西打上一个问号就是一个问题，至多我们称它是一个问句，但它是否有答案则尚未可知，不是所有的问句都肯定在客观实际中找得到一个肯定的或者否定的标准答案。

因此，如果是真的科学问题而非伪问题，它首先就要来自我们的本源世界，且能够反映本源世界，这样我们才有办法来回答。所以你们提问时自己先要思考一下，假如这个问题交给我来回答，我应该怎么去考虑？而不是只等老师或其他同学来回答，而我自己只在旁边看着、听着。那不是好方法，这样收获也不大。所以有问题时，你们先试着去寻找一下答案，这也是一种训练，翻翻书，上图书馆查查相关的资料，把自己思绪好好整理一下，再向老师和同学请教。

培养一名好的医生就要培养他在临床中解决问题的能力。在你们抓住一个问题进行回答的过程中，反复地学习，反复地请教，你学到的东西就会越来越多，而且经过这种锻炼，你慢慢地就能成为一名合格的医生。所以大家提出来的问题，自己最好先思考一下，它是否在逻辑上有问题，是否能够真实反映客观存在。比如经常有同学提伪问题，不光是指我们在座的同学。

大家要注意甄别一下，"为什么肺经起于中焦"这个问题本身是不是一个真问题？"肺经起于中焦"本身就是客观事实，我们客观地描述这个事实，一点错都没有。我们就要说它起于中焦，而不是问它该不该起于中焦！中焦有气血灌注到肺，然后通过肺朝百脉的这个功能，散通到其他地方。因此这两个问题不要混为一谈。有的老师在回答"为什么肺经起于中焦"的时候，老是去谈它的功能，其实这个问题最简单的答案就是"肺经起于中焦"是一个客观存在，我们把它讲清楚就行了。正是因为有了这个客观性，它的功能才好理解。它在中焦，既然联系到了中焦，联系到了脾胃，那么它跟气血就有非常密切的关系，才有后来的肺主气、肺朝百脉等，这样肺的功能才好解释。类似的问题，同学们可能在整个学习中会反复遇到，我们要学会不断地去思考并尽力找到答案。

好，前面我们讲了十二经脉理论，它隶属于经络理论。大家可以看出我们讲课是按照某一种逻辑演进，不断地在引导同学们往深处走。开始我们讲的什么？讲的是络、经脉，然后讲络脉，之后我们讲了经络的组成，在经络的组成里，就出现了十二经脉理论。我们要弄清它由什么构成，这就涉及很多概念。第一，它的命名原理，就是怎么给它命名。第二，它的表里属络原理。第三，它的循行方向、交接规律。我们要依次对这些原理进行学习。当我们把所有的原理讲完以后，在我们面前就应该完整地浮现出十二经脉理论的框架，那时候我们才知道我们学过了十二经脉理论，我们已经掌握了十二经脉理论。大家最好还是复习一下，回去经常在头脑里面过一过。

十二经是手三阴、手三阳、足三阴、足三阳这样运行，但是把十二经挑开来看，一条经，逐经逐经这样一看，十二经脉之间相互还有联系，比如肺经和大肠经联系，大肠经又和胃经联系，胃经和脾经联系等。这种联系其实又是一个原理，我们放到后边来讲。

这里我们要讲十二经的交接是有规律的。我们经常看到表里两经相交接，就是互为表里的一条阴经和一条阳经，阴阳两经的交接是在手足的末端完成的，因此四肢末梢上有人身上最重要的一些穴位，我们要特别重视。在肘、膝关节之下，排列着人体很多重要的穴位。《灵枢·动输第六十二》中说："夫四末阴阳之会者，此气之大络也。"它们当然是大络，虽然不是十五络脉，但是它们是比十五络脉更大的络脉，阴阳之气正好在"四末"中发生转换，由阴经的气血变为阳经的气血。"四末"是我们人身上非常重要的部位。中医虽然很重视头和躯干的作用，但其实我们经常把四肢的末端看成是人身上很重要的"本"。我们后面在讲标本理论的时候还要提这个非常令人深省的观念。中医学经常把四肢作为"本"、作为"根"。根结理论中说我们人身上很重要的功能系（音"jì"）在四肢部位上，有表里阴阳的两经在"四末"相交的基础。

另外，相交的经脉还有一类，就是同名的阳经，它们一般相交在头面部，如前面我们说的肺交给大肠，大肠交给胃，两条都是阳经，而且是同名经，同是阳明经。什么叫同名经？就是在命名里涉及循行的手足或者联属的脏腑不一样，但唯有阳明、少阳、太阳、厥阴这样的称号是一致的，这样的两条经就称为同名经。如我们有手、足少阳经，这二者的相同点是什么？就是少阳，所以统称为少阳经，我们脑子里要马上反应过来它可能指的手少阳，也可能指的足少阳。而说厥阴经的时候，涉及手厥阴、足厥阴这两条经。《伤寒论》中的六经就取了同名经的意思。所以六经实际上就是把同名经合在一起，叫作"六合"。要注意在头面部手阳经就交给同名的足阳经，这样就完成它们的交接。这也是我们颜面为什么被称为"花"的原因，因为我们人身上的阳气总是要上到头部，阳经和阳经又总是在我们的颜面相交接，相交接时两经的气血本身就有一个相互渗透、相互作用的过程，所以它们的代谢、生化、气化作用也就在面部加强，我们颜面就如"花"，或者叫作"华"，因为它是所有阳经的气血上行于面的反映。

阴经与阴经在胸腹部相交。如脾经，从足上行到脾以后，就交给心经，在胸中相交接，所以阴经和阴经相交总是发生在胸腹部。至于在胸腹部的哪个地方，那又是另外的问题，十二经脉在交接上一定是有规律可循的，如果没有这个规律，就完不成十二经的逐经交换、传注，只有遵循这些原理和规律，才是正常情况。我们并没有说同名经才能够在胸中交接，而头面部相交的就必须是同名阳经，这是补充的一点。

以上就是十二经脉的循行。

下面讲十二经脉循环流注的意义。其实我们在讲经络概念的时候，就反复在强调经络是通道，是全身气血流行的通道，那气血具体是怎么流注的？气血要产生出来，而后要运动下去，这就是循环流注要解决的问题。我们要先把气血设想成一个点，才好讲，才好思考。如果全身都有气血，到处都是气血，这就不好描述。把一团气血当中的一个气血点设想好以后，看这个循行就是从肺经开始逐经相传，最后再到肝经，肝经再把它转给肺，这样构成一个周而复始、循环全身的传注系统，这就是我们说的十二经脉的循行。

气血由饮食进入中焦以后，在脾胃的腐熟运化下化生的精微物质首先进入手太阴肺经，然后由手太阴肺经从胸走手，走到食指的末端的时候，它和手阳明大肠经相交接，手太阴肺经向手阳明大肠经发出一条络脉，把肺经的气血交给手阳明大肠经，然后手阳明大肠经鼓动气血从手走头，走到头面部，在头面部的鼻翼旁，交给它同名的足阳明胃经，足阳明胃经接续气血之后从头走足，沿着人体下肢外侧前缘进入足大趾内侧，在这里交给与它相表里的足太阴脾经。足太阴脾经再把气血带回到胸腹，在胸中，足太阴脾经发出一条络脉复从胃，别上膈，注心中，所以足太阴脾经在心中把气血直接灌注到手少阴心经上。手少阴心经再把气血带出来，带到手的小指端，与手太阳小肠经相交。再上头，在目内眦的时候，交给足太阳膀胱经，这是同名经相交。然后在足太阳膀胱经从头走足，足太阳膀胱经是一条很大的经，上巅顶，入络脑，还出别下项，然后从项背后这样一直下来，到了腿上，在足小趾端，交给足少阴肾经。足少阴肾经在足底接续气血，然后从足走腹，进入胸中，交给手厥阴心包经。手厥阴心包经接续了足少阴肾经的气血后又把这个气血再一次带到体表，带到手上，从胸走手，走到无名指这里，交给手少阳三焦经。手少阳三焦经再到头，交给与它同名的足少阳胆经。足少阳胆经再到足下，交给足厥阴肝经。足厥阴肝经再把气血从足带到腹部，带到胸部，带到腹部之后，足厥阴肝经又发出一条支脉，这条支脉直注于肺，把气血还给手太阴肺经。

十二经脉的循行方向与交接规律见图1-13。

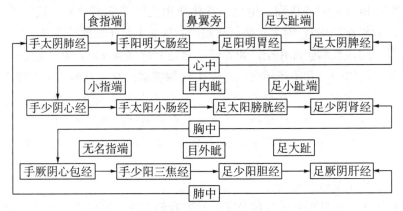

图1-13　十二经脉的循行方向与交接规律

以上过程构成了如环无端的一个网络，而气血点就在这个网络中完成了全身的循行。当然，我们假设它是一个点，不和其他东西发生交换，但这是不可能的。为了说明问题，让大家清楚，我们暂时把它理解为没有发生任何变化，还是从刚才的中焦直接这样一经一经地传递，走遍全身。但是实际上这个情况是不发生的，因为中焦的营养精微物质之所以进入经脉，带到体表，带到各个脏腑，就是要参与各个脏腑的生理活动，要维持全身脏腑的生理活动，所以它就被消耗掉了。但是一边消耗，一边有新的气血来补充，这就是我们生命得以延续的保证。

对此循环，我们现在用一个口诀来归纳："肺大胃脾心小肠，膀肾包焦胆肝续。"你们写肺怎么写？要注意这上面不是一点，是一竖从上到下贯通的。所以整个口诀没有一个废字，就是这个"续"字，它的意思也是能够融合进来的。从肺经、大肠经、胃经、脾经、心经、小肠经，然后是膀胱经、肾经、心包经、三焦经、胆经、肝经，然后从肝经又回到肺，就开始了第二个循环。这样的循环是连续不断、周而复始的。为了区别于经脉的其他内容，简称十二经流注。

十二经流注是有时间性的、有时间节律的。时间节律也是一个很重要的内容。广义相对论认为时间不是一个绝对的条件，它经常和空间结合在一起，人体中很多脏器都有时间节律，有时是日节律，有时是年节律，有时是月节律。比如女生的月经，就是按月发生的。我们的骨头也有时间节律，或者说骨的一些特殊功能也是踏着这个时间节拍的，在不断地自我更新，不断地变化。我们有个课题专门研究针刺胆经对于骨的时相变化的影响。我们想看在胆经气旺的时候扎针，骨头究竟发没发生变化，究竟出现了一些什么变化。总体来说，一个昼夜中这样的十二经循环要在我们人身上发生五十次，昼二十五次，夜二十五次，称为"五十而复大会"，这是《黄帝内经》提出来的。十二经流注踏着一个昼夜的节奏，而且在这个昼夜的节奏中它还在不断地变化，这就是十二经流注的一个要点。

十二经流注是所有流注中最重要、最基本的一种，在十二经流注的基础上，还有一种流注，称为十四经流注，就是加上任督二脉，这个循环被扩大以后，其生理功能也得到了加强。

我们把十二经脉理论学得深一点，掌握得牢固一点，对后来的学习有非常重要的指导意义，这是我们教学的重点，也是难点。请大家一定要多下一点功夫，弄懂和掌握十二经脉。

（二）奇经八脉

奇经八脉包括督脉、任脉、冲脉、带脉，阴维脉、阳维脉、阴跷脉、阳跷脉。因为督脉、任脉、冲脉涉及"一源三歧"，我们重点放在后面各论中再详讲。此处简单讲讲其他几条脉。

带脉起于肋下，环绕一周，状如束带，它约束纵行于躯干的诸经脉，所以它能够调节几乎所有的十二经脉。

接下来就是两个维脉，一个叫作阴维脉，一个叫作阳维脉。我们首先研究它的起止。阴维脉可以看成是足太阴经、足厥阴经的一条大络脉。其实奇经八脉可以看成是一个比较大的络脉系统，因为它们比十五络脉更大、功能更强，所以才把它们独立成奇经。阴维脉从小腿内侧，并足太阴经、足厥阴上行至咽喉合于任脉，即从下往上走，并着太阴经和厥阴经上行至咽喉，然后再和任脉相交，两侧的经气最后都要到咽喉这里相交。阴维脉的这种循行，使它对全身的阴气，六阴经中的阴气，起到调节和控制的作用。实际上它维系了人身上阴的这个成分，加强了它们之间的联系和作用。"维"就是"维系"和"维持"的意思。而阳维脉就反过来，它是从足跗的外侧，也就是从足背的外侧这样往上走，它并足少阳经上行。足少阳经循行在我们下肢外侧的中份，然后直接上到项后，合于督脉。我们再想象一下，一侧它是这样走，两侧它是这样走，也就是把两侧阳经的经气维系在一起，维系了阳的这个成分，称为阳维。所以阴维、阳维正好成对，正好相反，性质相反，但是维系作用相同：一个维系阳，一个维系阴；一个调节六阳经的经气，一个调节六阴经的经气。我们可以看出人身上经脉的调节是多重调节，阴维脉和阳维脉对全身的阴阳之气也有调节作用。

两个跷脉就更奇怪，更有意思了。民间过节的时候，有一个活动，是什么？

同学们：踩高跷。

对，在北方，人们踩高跷，还配着扭秧歌，特别是有些女演员，她们把那种带子舞起来，维持平衡，扭的幅度很大，很有难度，也很好看。"跷"字的本意，就是敏捷的意思。阴跷脉的循行，是从足跟的内侧，伴足少阴经上行，然后到目内眦与阳跷脉相合，它是从内侧这样上来，然后走到人体的对侧去了，阳跷是从外边走，然后左右交叉，左右的经气相互调节和沟通，所以它不是仅在一侧上，而是走到对侧和阴跷脉相交。因此跷脉在我们人身上就主管共济平衡，主管非常精细的工作。比如同学们去学打篮球，一年学下来，有的同学篮球打得很好，有的就是打不太好，这个差异的出现是什么原因呢？就是有人的跷脉的功能特别强，他做动作的协调性不是一般的同学能够跟得上的，跳舞也是这个道理。

冲任督带、二维二跷，奇经八脉是人身上很重要的八条脉，它们的功能是我们人体生理功能中非常重要的部分。就像我们前面说的：跷脉，主管精细动作，以及身体的敏捷度和平衡度；维脉，调节人身阴阳两侧的平衡；任脉、冲脉、督脉也都有调控作用，如任脉是阴脉之海，督脉是阳脉之海，冲脉是血海和十二经之海。冲脉很重要，它沿着足少阴肾经上来以后，要绕口还出。为什么女生不长胡须，男生要长胡须，宦官不长胡须？这就与冲脉的功能有关。女性每个月血要蓄下，所以冲气就上不来，就不能荣育口唇，胡须就出不来。胡须实际上跟头发有相似的地方。发乃血之余。正常的男性应该长胡须，但有的男性天生性别上就有一点疑问，这种称为天宦，天宦也不长胡须，宫廷里的宦官是人为的，也不长胡须，因为他冲脉的本来功能受损了，所以他该长胡须的地方长不出来。这些都说明奇经八脉很重要，今后在学各论的时候，大家还要好好地学，还要好好地掌握。

（三）十五络脉

前边我们说奇经八脉，也算是一条大络脉，特别是两条跷脉和两条维脉，非常类似正经的大的络脉，但是确确实实，奇经八脉又是和络脉分开来谈的，这是因为哪怕是两维脉、两跷脉，其实它们的功能都是非常独特的。

十五络脉指的是什么？十二经脉加上任督，每经有一条络脉，那总共才十四络脉，然后再加上一条叫作脾之大络的络脉，就共同构成了十五络脉。一般来说，表里相关的两条经互相发络脉，比如手太阴肺经发出一条络脉，走向与它相表里的手阳明大肠经，而手阳明大肠经也发出一条络脉，然后把它交到手太阴肺经，你发给我，我发给你，两经的经气就沟通了。这就是十二经相互之间加强沟通的一个具体结构上的表现，这是非常重要的。十二经脉从某个部位发一条络脉到另外一条经脉，这个部位我们就称为络穴。十二经脉的络脉通通都是以它的络穴的名称来命名的。比如手太阴肺经，在桡骨横突这里，它发一条络脉出来斜走它的表里经手阳明大肠经，这个部位叫作列缺，所以由手太阴肺经发向手阳明大肠经的这条络脉就叫列缺。又比如手阳明大肠经，它在偏历这个穴位发出络脉走向手太阴肺经，这条络脉就叫偏历。十二经相互发的络脉的名称就是它们所发出的络穴的穴名。

十二经脉的别络从肘、膝关节以下的络穴发出，注意络穴一般都在肘、膝关节以下，不会跑到肘、膝关节的上部来，在上肢的络穴，一般都是在肘关节以下，在下肢的络穴，一般都是在膝关节以下。但奇怪的就是督脉、任脉及我们要说的脾之大络，这三条的别络不符合这个规律。任脉的别络是从鸠尾穴，就是剑突这里，我们摸到最下面的胸骨骨头尖儿这里发出来，然后再散布到腹部。请注意，它不是交表里经，因为督脉、任脉不能说是表里经，所以任脉的别络没有交到督脉上，而是散布于腹部。督脉的络脉又怎么样呢？督脉的络脉从长强穴发出来，长强就在肛门上方，在尾椎骨的尖端和肛门之间连线的中点，从长强这里发出来以后，它也没有交到任脉上，而是沿着脊柱，上行到头部，散布到头部，这就是督脉发出的络脉走行。

另外还有一条络脉，叫作脾之大络。我们知道胃经有一条络脉到脾经，脾经也有一条络脉到胃经，加上脾之大络，即在十二经中，脾经是唯一能够发出两条络脉的经，这就突出了脾的重要性！为什么我们说脾是后天之本，是气血生化之源？从结构上来说，它就比其他经脉更加独特，因为它拥有两条络脉，一条络脉联系胃，另一条络脉——脾之大络，从大包发出来就散布在肋下，以至于联系全身的血络。脾主运化，脾能摄血，对血液有统摄的作用，它可以通过发出的络脉，把全身的血络都控制起来，然后对它们进行调节。哪个地方血少了？哪个地方血多了？血少的地方，我匀一点给你，血多的地方，我输送出去一部分。这些都是靠脾之大络来运作的。所以脾主统血和生血的功能是相互联系的，脾对全身的血管系统有非常重要的调节作用。

当脾气虚时，最常见的一个病症是脾不统血。女性就可能出现月经不调、月经过多、崩漏这些最常见的血证，另外就是肌衄，皮肤轻轻碰一下，马上就瘀血了，这些都是都是脾气不足的表现，都是脾经或者脾之大络的功能不强的表现。归纳为虚、实两点。当脾之大络虚的时候怎么样？血络虚的时候，一身的气血肯定就不足，特别是血液不足；当脾之大络实的时候，就是一身尽痛，这是脾之大络的一个典型病候，治疗时就需要去调节脾之大络。就像交警一样，交警并不管制造汽车，但是他管理和指挥交通，实现了交通分流，这就如同脾之大络和肝脏，它们虽不主管生血，但是对血液的功能有调节作用。另外，如果是血络受邪，比如受热邪，血热妄行，受寒邪，血脉收缩，都可能导致血液运行失常，这时脾之大络就可以帮助调节这些功能。

以上就是关于十五络脉的一些基本情况。

通过学习，我们知道，除了十二经、奇经八脉，十五络脉对气血起到更加复杂的调节作用，能够加强十二经表里之间的联系，把这个联系构筑得非常紧密。这正好说明了脏腑表里关系的经络基础。比如肺和大肠，相互影响，当一个人反复咳嗽，慢慢咳得肺气虚的时候，就会便秘，大便不爽，甚至导致大肠的气虚，就形成比较常见的虚性便秘。而大肠的便秘到了某一个程度的时候，反过来会影响到肺气的功能。

除了十二经相互之间的络脉，后面这三条络脉都有非常重要的功能。督脉从后面沿着脊柱上行，一直到头部，所以它能够调节全身的阳气，或者说督脉的功能通过络脉得到了加强，能够调节阳气成为阳脉之海！而任脉的络脉——鸠尾脉，散布在腹部，就把我们人身上的阴部的气血加以沟通、调节和控制。所以任督两条经脉发出的络脉的作用都是很强的。脾之大络实际上对于我们全身的血络有调节作用。

（四）十二经的附属部分

接下来需要对十二经别、十二经筋和十二皮部三个部分做一个说明。我们把它们称为十二正经的附属部分，较之十二正经，它们的功能要弱一点，起补充和完善的作用。主体功能是由十二正经产生的。十二经筋、十二皮部、十二经别都是这样的关系，都是跟着十二正经命名，比如十二正经有手太阴肺经，然后就有手太阴肺经经别、手太阴肺经经筋、手太阴肺经皮部这样的叫法。不像十五络脉有单独的名称。所以只要明白了是哪一条经，肯定就有相应的经别、经筋和皮部。

我们首先来看一下十二经别。十二经别是十二正经经过"离、入、出、合"四个动作组成的一个别行部分，然后直接深入体腔，沟通正经和体腔内脏腑。本来正经就是和体腔中的脏腑有联系的，肺经联系的是肺脏，但是由于经别使联系作用加强了，不仅是肺脏发出肺经这么简单，同时经别也在起加强正经沟通的作用。可以说经别也是络脉，但是一种特殊络脉，它发挥加强十二正经和体腔里脏腑联系的作用。十二经别一般是从肘、膝关节以上的正经发出来的。发出来后别出，就称为"离"，指它离开了正经，也叫作"别"，别出，然后直接进入躯干。正经有可能还要在体表循行，走来走去。但经别就不干这个事情，它从发出的部分别出以后，直接穿到躯干里面，进入体腔。它不在体表逗留，而是深入体腔，与相关脏腑联系，称为"入"。入了以后，它一般在颈部又穿出来，从体腔里边再浅出体表，到颈部这里穿出来。大家注意了，十二条经别都分别在颈部钻出来去"合"。阴经的经别不上头（我们所有的阴经都不上头，只有足厥阴肝经例外），而是合于跟它相表里的阳经的经别；而阳经的经别，就循着本经直接穿上头，所以阳经经别携带了本经和与之相表里的阴经经别的气血，包括信息、能量，直接就上头，这时我们就称为"合"。经此一合，十二经别就变成了六组，称为"六合"。所以十二经中阴经虽不上头,但是十二经的气血都要上头,并且进入眼、耳、鼻、舌等孔窍。

十二经脉正常地运行气血,一经一经地传注,但有了经别之后,传的速度就加快很多,因为它走的是捷径,不在体表绕来绕去,直接就穿进去,直接就和脏腑相联系。所以十二经别实际上加强了十二经脉与脏腑、体腔及器官的联系,这就是十二经别的主要意义。

经别分别在哪个地方"离",在哪个地方"入",在哪个地方"出",在哪个地方"合","离、入、出、合",大家记住这四个动作,一般我们以两条经组合来讨论,就是表里经,因为它们最后要形成"六合"。我们以足太阳膀胱经和足少阴肾经的经别为例,它们从腘窝这里,别出正经以后,分别进入体腔,直接联系肾和膀胱,足太阳经别联系膀胱,足少阴经别就联系肾,然后再上出于颈,合于足太阳膀胱经,然后再上头,这个就是足太阳经别和足少阴经别的"离、入、出、合"。十二经别的"离、入、出、合"表见表1-2。大家下去自己再看一下,要掌握住。

表1-2 十二经别的"离、入、出、合"表

经别	离	入	出	合
足太阳、足少阴经别	腘部	肾、膀胱	颈	足太阳膀胱经
足少阳、足厥阴经别	从下肢分出,行至毛际	肝、胆	目	足少阳胆经
足阳明、足太阴经别	髀部	脾、胃	鼻頞	足阳明胃经
手太阳、手少阴经别	腋部分出	心、小肠	目内眦	手太阳小肠经
手少阳、手厥阴经别	三焦、心包正经分出,进入胸中	三焦、心包	耳后	手少阳三焦经
手阳明、手太阴经别	肺、大肠正经分出	肺、大肠	缺盆	手阳明大肠经

我们现在对经络这个立体交叉网络的功能已经有所理解。经络是通道,内连脏腑,外络肢节,故称联系脏腑,沟通内外。《灵枢·海论》中专门谈了"四海"理论。它概括得很好,"夫十二经脉者,内属于腑脏,外络于肢节",这就是对应整个经络系统的。

气血借助经络得以在全身运行。脾胃把外界的营养物质腐熟、运化,最后生为气血,并输入经脉,使得经脉能够运行气血,这与我们"肺主气,心主血脉"等功能都是有联系的。脾胃是产生气血的基础,心肺对气血的生成有推动、鼓动的作用,但其整个运行过程都靠经络来完成。经络有运行气血的生理功能,但它并非把气血简单带过去又带回来,而是把气血从我们的内脏带到体外,再从体外把气血又带回体内,借此营气、卫气在经脉中相互转化,就是离合交感。营卫之

气通过经脉到达体表以后，在体表要经过离合交感，产生交换，使我们的组织不断有新的血、新的气发挥濡养和温煦的功能，而经过代谢的新生的气又被重新带回肺或者其他地方，濡养全身。在《灵枢·本脏第四十七》中也有明确的描述："经脉者，所以行气血而营阴阳，濡筋骨利关节者也。"这就是说经脉要行气血，在心肺的主导之下，它对气血整个的运行负责，而运行的气血起到的作用就是营阴阳、濡筋骨、利关节，就是濡养全身。

经脉还能够抗御外邪，保卫机体。可用"行气血而营阴阳"概括之，"营阴阳"这三个字，其实就是说抗御外邪、保卫机体这样一个作用。现在大家先记住，有一个很复杂的机制，叫作"神气变生"，这个以后我们可以专门讲一个专题。

（五）标本、根结、气街、四海

同学：老师好，假如有条件去日本，以怎样的一种途径或者形式去，可能对我们比较有意义一点？

以我为例，我以访问学者的身份到日本参与课题，我校跟德岛大学的井上勋教授合作一个课题。他现在也是我们学院的客座教授，我们有非常密切的工作联系，也是非常好的朋友。我们课题的第二阶段就拿到他们那里去做，给动物检测，需要一种线圈，老鼠的头小，要求线圈足够小，且磁场强度又要足够强，这个线圈非常贵，我们国内当时还没有，到日本去就是为了用 fMRI 来做实验。我们用头针来治疗脑卒中易感型 SHR（自发性高血压鼠）模型，这些老鼠出生 8 周以后，自动出现自发性高血压，80％～90％会自发脑卒中。我们喂食氯化钠溶液以后，几乎是 100％会发生脑卒中，用头针来给它们治疗，然后观察其脑细胞的功能究竟会出现什么变化。

就对外交流而言，比较有收获的就是你自己带着问题去，到那些水平比较高、技术条件比较好的地方，把你的问题解决，这样是收获最大的，对于你的锻炼也是最大的。

当然现在对外学术交流日益频繁，而且水平也在提高，不光是做课题，还有工作、讲学，你们也可尝试各种途径。

同学：老师，针灸是不是一定要有酸、麻、胀、痛的感觉效果才很好？有些医家扎得很浅，不会出现那种酸、麻、胀、痛的感觉，但是也有治疗效果。

C 老师：腕踝针，也不胀。

同学：对，就是扎腕踝。我就是疑惑，一定要有特别强烈的酸、麻、胀、重的感觉治疗效果才会好吗?

一般来说,"得气"才是产生疗效的基础,如果不"得气"就没有效果,或者效果不好。比如你要求八分的效果,若病人没有"得气",效果可能只有三四分,不及八分,所以"得气"是取效的一个关键,也是我们针灸医生不懈的追求。你看我们行针,除了两种基本手法,还有八种辅助手法。民间还有更多的方法,帮助经气活动,以利"得气"而取效。至于腕踝针、耳针、足针等属于微针系统,其机制稍微有些不同。我们现在学的是体针系统,微针系统是另外一个思路,就是在我们身体的每一个小的局部,都会按正常的整体排列。人体的微针系统,实际上是按照全息的理念提出来的。

我举个例子,比如耳朵的形状就像一个倒置的胎儿,就像在母亲子宫里面头向下,这样蜷曲着,头在耳垂这里,这后边是脊柱,耳廓这个腔内叫作耳庭,耳庭内这些地方就是内脏,心、肺、消化道、肾脏等都依次排列在这里,这个系统遵循全息的理念。比如一个镜面摔碎后,你拿起来每一块碎片上都会有一个完整的像,而完整的像最后组合起来也会是一个像。腕踝针这个系统是区别对待的,包括针刺的方法和要求,不在我们讨论之列。我们主要讨论体针,帮助大家建立一个概念:治疗离不开"得气",必须要"得气",要千方百计地"得气"。

同学:老师,心包经上的内关,为什么有调理脾胃方面的功效?它本身属于心包经,为什么会有其他经脉的功效呢?

有些同学已经在深入地研究我们后边要讲的内容。这很好!现在做预习,有时提到某条经脉时,同学们可以选出来仔细地看一下。有人说中医没有解剖学,没有生理学,但是大家看我们现在学的就是解剖学和生理学的内容。如果说经络就是运行气血的体系这么简单,那针灸就不用学了。我们除了掌握好什么是经络,对于每一条经究竟怎么走,走到哪里,和谁发生联系等细致的问题都要研究透,记在心上,这样经络学才能学好。如果光是从大的方面了解一些经络的组成、经络的概念,实际的东西没有掌握,那你的中医解剖没有学好。

你刚问的内关,作为心包经的络穴,而且是八脉交会穴,它联系的是阴维脉,但是它为什么能治疗胃肠的疾病?因为它和阴维脉有联系,同时心包经的络脉与胃也有联系,这是中医经络基础。另外,内关主治上部胃脘病症,过去我们把这个部位的疼痛叫作心痛,既可能有心脏的问题,也可能有胃、肠、脾、肝、胆的问题,它们都在上腹部。

心包经怎么走?它出于胸中,从膻中穴位出来后,走到乳房,在胸部的外上象限,浅出体表,然后再走到体表的上肢内侧下来,这就是心包经的循行。它直接和膻中联系，《黄帝内经》说："膻中者，臣使之官，喜乐出焉。"所以心包经是调节情绪的，和情绪有非常重要的联系。本来你今天高高兴兴的，结果胃有点不舒服，马上就没精打采，脸色就铁青，用内关既可调节情绪，又可治疗胃脘病症。内关常和公孙配合在一起，有歌诀说："公孙冲脉胃心胸，内关阴维下总同。"它俩几乎就可以治疗脘腹部的所有病症，因为既通冲脉，又通阴维脉，而且一个在脾经，一个在心包经，这样配合比较全面，对治疗腹部疼痛效果非常好。其中，中上腹的疼痛治疗以内关为主，而中下腹的疼痛治疗以公孙为主，但二者常同取，单用内关的时候还是比较少的。

前面我们已经把经脉系统的理论给大家做了阐述，现在回头去看，发现在以十二经为首的经脉体系的主导下，我们人身上形成了丰富多样的通路，而我们的气血正是借助这些通路，不断地从里到外，再从外到里，从上到下，再从下到上，把整个人体联系起来。

经脉系统还有一些理论，比如标本、根结、气街、四海，这些是更高级的问题。这并不是说人体多出来标本、根结、气街、四海这些新的、我们没有学过的结构。不是这样的！它们是在原来结构的基础上组合起来，产生新功能！全身有这么多经脉有各自的功能，如果把经脉功能放到全身概括性地总结起来，会不会仅是原来的那些功能相加之和？我们说不是！会有"1+1>2"的部分，比如经脉与经脉之间会有两极的联系，如头和足分别就是经脉的两极，它们的经气交相感应，就派生出标本和根结理论。这些溢出来的功能就是我们今天要涉及的新东西。有时人体整体的功能，往往比局部的一些功能还来得强烈，功效更强大！

人体的四肢与头身的密切联系，以及四肢下端的特定穴与头、胸、腹、背腧穴的相互联系，都是在标本、根结、气街、四海理论的基础上建立起来的，对针灸临床具有非常重要的指导意义。甚至有时，我们前边讲的一条条实实在在的结构上的经络，在应用上还没有标本、根结重要！

在十二经中，皆有标部和本部，"四末者，阴阳之大络也"。正好说明四末是人体的根本所在。有的人不理解，我们怎么会把四肢看成根本，应该内脏才是根本，但是这里恰恰做了颠倒。什么叫标本？我们常用植物、动物来对人体的功能进行比赋。以树为喻，树梢为"标"，根系为"本"。树是倒生的，即它的根在下，枝叶在上，所以它的根往下走，或者说它的头在下，它的身体在上。把树比赋到人身上，用"标"和"本"来比喻人体腧穴、经脉分布在上下对应不同的部位，"标"一般代表人体的头面、胸、背部，而"本"代表人体的四肢下端。这里有一个颠覆性的认识！通常大家理解"标"应该是四肢，就是说树梢应该是四肢，"本"应该是头部、胸部等，认为头部才是司令部，而针灸学恰恰把四肢的下端作为"本"，"标"则主要指人体的头面、胸、背部。这就超越了经络联系，提出了四肢的下端与头面、胸、背部之间有天然的联系，这种联系却不是借助实在的通道，而是通过交互感应实现的。所以要把它记住，并且把我们的习惯观念转变一下，这是非常重要的。因为人体的阳气不能在内部或者说在我们的中央产生，人体的阳气是从四肢来的。十二经脉皆有"标""本"，所以在《灵枢·卫气》中专门谈到了标本的位置。

有了标本理论，再来看针灸治疗疾病的机制，就可以理解针灸在四肢扎针，却可以调节内脏的道理了。因为它动了你的"本"，所以你的"标"也跟着动，这种联系是超越经脉产生的。四肢各部位和躯干有天然的感应。你动一个部位，另外一个部位也会跟着发生变化。

结合腧穴来说，比如在踝关节上五寸中的跗阳穴是足太阳之"本"，"标"在两络命门，注意《灵枢》中谈命门的时候，不是谈的肾，而是谈的目。所以跗阳是"本"，"标"在眼睛的睛明穴处。足太阴的"本"在三阴交穴，"标"在脾俞、廉泉。这些"标""本"的部位是需要大家记住的，记住以后，我们就对整个经络的基本内容有所了解了。

临床上有些更为常见、效果更好的治疗方法，其实都是依据的标本理论。但为了方便大家理解，经常从具体经脉运行来解释，这就造成在很多疾病处方的解释里，总说选穴依据是它在某经上，而这条经和某个部位又有什么联系，它的走行上有什么联系，却恰巧忽略了更重要的标本：治疗上取它的"本"来治它的"标"，或取它的"标"来治它的"本"。

我们如果在不同的理论层次上对同一个现象进行解释，有时会觉得太难了。对学中医的人来说，标本这个概念容易混淆。比如经常说"急则治标，缓则治本"。在五运六气中，不同的气出现的时候，也有"标、本、中"的概念。如果此处经络的解释仍采用标本的话，就容易产生歧义，造成一种不好理解的局面。总之，标本理论是非常重要的。

下面讲根结。根结是指经气所起或者所归的地方。"根"指的是"根本"，"本"的概念其实是"根"的放大，即"本"包含着"根"，"根"是开始的意思，"根"也是在四肢末端的井穴，这就讲得比较清楚了。所谓"四根三结"，"四根"就是四肢，包括双上肢、双下肢。"结"是指"结聚、归结、终结"，是结于头、胸、腹这三个部位，所以称之为"三结"。六经根结部位表见表1-3。

表1-3 六经根结部位表

经名	根	结
太阳	至阴、少泽	命门（目部）
阳明	厉兑、商阳	颃颡（鼻咽部）
少阳	窍阴、关冲	窗笼（耳部）

续表1-3

经名	根	结
太阴	隐白、少商	太仓（腹部）
少阴	涌泉、少冲	廉泉（喉部、舌本）
厥阴	大敦、中冲	玉英，膻中（胸部）

我们重点要讨论一下标本和根结之间的联系和差别。根结的基本含义或者对应关系和标本相似，"根"就在四肢的井穴，而"结"就在头、胸、腹部，从主次关系来说，主是"根"，次是"结"。从重要性来说，最重要的是"根"，其次才是"结"。根结的根部，按照手足的同名经，太阳经的"根"在至阴，"结"在命门。命门，这里没有直接指出来它一定是睛明穴，有可能指的是整个眼部。阳明的"根"在厉兑，是一个井穴，而它的"结"在前耳。少阳的"根"是窍阴，然后"结"在窗笼，它也是结于耳。太阴结于胃，结于腹，少阴结于廉泉，厥阴结于膻中。课后大家要记一下。我们可以看到在一条经脉中，在生发之地和归结之地之间产生的联系，就是经气的交互感应，虽然是在不同的部位，但是它们上下相召，升降相因，交互感应。在具体内容上，它们有所区别，即"根"之上有本，"结"之上有"标"，说明标本的范围比根结要广一些。

标本理论重点强调经脉分布上下部位之间的对应关系。经气在集中和扩散过程中，突然在两极产生感应，治上边就治到了下边，治下边就治到了上边。所以就为上下配穴法提供了理论依据。比如有的头痛老是不好，扎很多穴位都不好，结果扎一下足上的至阴穴，顽固欲裂的头痛很快就好了。这让学西医的人感觉很惊奇，这时你给他解释就要谈到标本理论、根结理论。至阴本身是足太阳的井穴，是足太阳经的"根"，我们治了至阴，实际上就通过足太阳经直接调节了头部，因为足太阳经是直接上头的，上巅顶，分布在头部，然后从头部往后部走，根结理论强调的是两极之间的关系，而标本理论强调的是经气有一个集中和扩散的关系，这是两个理论不尽相同的地方。

根结理论和标本理论同样补充说明了经气流注的情况。除了循经流注，经气还有弥散作用，不见得完全都是循着经脉在运行。"卫行脉外，营行脉中"体现了经气流行的多样性，为标本理论和根结理论提供了最重要的依据。这两个理论的建立在针灸中是至关重要的。针灸不是说头痛医头，脚痛医脚，并不是哪个地方有病，就只在哪个地方治疗，这样的想法是简单的。我们之所以能够跳开局部，到远离病灶的部位找到非常有效的穴位，其中很重要的原因就是依据标本理论和根结理论，上病下取，下病上取。

在《针灸聚英》的《肘后歌》中，有句话叫作"头面之疾针至阴"，即剧烈的头痛，你可以选择脚上最远端足太阳经的井穴——至阴，进行治疗。这个我有比较深刻的体验。我在英国时，有一个三十多岁的女病人，她是英国一个出产赛马的马场场主，长期有偏头痛，她到俄罗斯、法国都治疗过，吃过很多药，但就是好不了，每次一发作时头痛如裂，呕吐，眼冒金星。她会见到什么东西就砸什么东西。她初诊时，我的第一感觉就是她长得很漂亮，身材很好，但是她脸上隐隐有一点泛黑色，黑色是肾的主色，我就突然想起至阴穴。因为头面之疾，虽本来在高巅，但如果局部治疗不行，就可以远取肢体的另外一极，比如脚上的至阴。而她面部有淡淡的黑气泛出，提示与肾、膀胱是有关系的。所以我就果断选择了至阴，当然再配上头部的一些穴位，如太阳、率谷，从太阳透针向率谷，大概做了一两个疗程后，她的情况就缓解了。这个例子说明利用标本理论和根结理论在临床上常会收到意想不到的效果。

再比如睛明穴在目内眦的旁边，睛明穴配上小腿上的光明穴，可以治疗目疾。睛明穴是足太阳之"标"，而光明穴是足少阳之"本"，这是一个异名经的标本配穴，不同经的标本可以配伍使用。分别取足太阳、足少阳各自的"标"穴和"本"穴互配，可以用来治疗目疾，如近视、远视等。胸口痛就不一定只在胸口局部找穴位了，按标本理论，可以在手足的末梢端去找穴位。因此除了局部取穴，我们把取穴的范围扩大，对人身的这种联系的理解也就随之扩大了。如果"两极之间是有联系的"这个观念在我们头脑里面根深蒂固，临床上处理很多问题就很容易了。否则你为了想一个穴位会考虑很久。一旦把这个"标本根结"观念建立起来，我们在临床上选穴自由度就大了，可谓"海阔凭鱼跃，天高任鸟飞"，你把空间撑得越大，自由度也就越大！

《黄帝内经》中对于标本和根结十分重视。在《黄帝内经》中，标本、根结都有专篇来论述。这个有点悖反的观念，想要建立起来非常不容易，但这种联系的观点在我们整个针灸的发展中又很重要！由于它没有在具体某一个结构基础上产生，而是一个在体系中溢出的功能，所以需要大家花功夫去理解。

接着学习气街。"街"就是"通衢、大道"。气街指的是经气聚集、通行的共同通道。我们需要建立起立体的影像，人体全身被各种各样的经、脉、络联系起来，其中肯定有好几条经都要从某个地方经过，因此经气要在这里聚集、通行，你也过，我也过，大家都走的共同通道就称为气街。在《灵枢·卫气》中对气街有准确的描述。在我们人体，这个层次比较小，只有四条"街"，分别就是"胸气有街，腹气有街，头气有街，胫气有街"。这四条街是《黄帝内经》为我们指出的人体中最大的气血运行的通路。可能有的同学又说，不该是经脉吗？经脉是通路，但是经脉赶不上气街，气街更大、更宽广，不会出现"堵车"的现象。气街的重要性在于它往往是横着的。胸、腹、头、胫，恰恰就是我们经气聚集并隆盛的场所，我们称为气街。

本来胸中就是相对空虚的，里边充满了气体，这个大家好理解。"腹气有街"，可能大家理解起来也不是太难。"头气有街"，我们可能考虑到头部是最重要的部位，说头气是经气聚集的通道，这个大家也都没有疑问。最有疑问的就是"胫气有街"。这其实是很有意思的，在小腿部位，胫气居然会在这里形成一个气街，而且有非常重要的作用。

胫如果有外伤，处理不当的话，很容易直接丧命，所以不要小看这里。而如果伤是在腿、臀、腰、背这些地方，问题还不是很大。我们直立行走，几乎各种各样的活动都离不开胫，这里对外界产生某一种接触。比如我们跟野兽搏斗的时候，最容易受伤的是什么？就是胫。小腿部位受伤的情况是最容易出现的，一旦受伤，就容易产生筋膜室综合征。在小腿，在骨、骨间膜、肌间隔及深筋膜、肌肉之间，不同的膜把它们隔成一个一个的室。如果是某一个地方受伤后感染，产气之后就会在筋膜室造成一个高压，从而导致整个部位壅堵在一起，而且细菌繁殖以后产生的毒素很快就会使人休克、死亡。因此胫是一个很关键的部位，如果它受伤，一定要把筋膜室打开，使其不产生挤压而发生筋膜室综合征。这就是"胫气有街"。

气街分布在胸部、腹部、头部和胫部，这四个部分的结构以横向为主，呈网络状，将人体的脏腑、经络，以及腧穴、器官密切地联系起来，形成一个气街的网络。我们谈"腹气有街""胸气有街"，其横向的状态把人体的前后沟通起来，从而可在人体前后同时各选一些穴位来治疗。比如著名的俞募配穴法，或者叫作前后配穴法。"俞"是指的背俞穴，"募"是指的腹募穴，这样一前一后对着扎，在《黄帝内经》中称其为偶刺，它利用"胸气有街""腹气有街"，把胸腹部前后联系起来。身体后部的治疗，可以治疗身体前部的疾病；身体前部的治疗，也可以治疗身体后部的疾病，前后同时治疗效果更好。其他刺都是单刺、独刺，偶刺的依据就是气街。

气街的生理功能主要有三个：

一是有汇聚气血的作用。奇经八脉可以调节十二经别，对十二经别气血起到含蓄和调节的作用，气街同样也有汇聚气血、营养脏腑的功能。

二是它可以纵横联系，沟通表里。"胸气有街"把前胸和后背联系起来，这种联系是一般经脉运行所产生不了的。在膀胱经上分别有五脏六腑的腧穴，我们称为背俞穴，它们很重要，是治疗脏腑病的关键。这些背俞穴与相应的脏腑相联系有一段最短的路，脏腑直接就把气传到背俞穴上来，因此背俞穴是和脏腑直接联系的。它们就是靠气街直接前后贯通。我们在背俞穴上治疗，可以直接调节脏腑功能。比如对于心脏病，我们就在心俞上扎针，这并不是在调节膀胱经的经气，而是在直接调节心脏的脏腑之气。

三是气街可以调节经气。经气有旺盛时，也有衰落时，在这个过程中，除了奇经可以调节，气街也参与相应的调节。既然气街是经脉中运行气的一个共同通道，它也可以起到调节、溢蓄的作用。我们曾说奇经就像江河上的湖泊、水库，气街有点类似奇经，只不过因为它不是单独的经脉，所以没有把它独立出来。还要注意气街本来有一个穴位可以在腹股沟动脉上摸到，最浅表上来一点点，这里是最危险的部位，一旦损伤，出血就很厉害。我们都知道，一旦股动脉被破坏，出血是非常厉害的！

气街理论扩大了十四经穴的主治范围。比如头部有病的时候可以选头面部的穴位，五脏六腑有病的时候可以取背腰部的穴位、胸腹部的穴位，下肢有病的时候可以取腰骶部的穴位。俞募配穴法等临床重要的配穴方法，都是依据气街理论而产生的。正是因为了解了人体有这样的特殊结构存在，我们才会有这么活跃多样的运用。

下面介绍四海理论。四海分别是髓海、血海、气海和水谷之海。其命名依据人体最重要的四种精微物质。脑是髓海，肾主骨生髓，但是骨中的髓毕竟很少，所以髓主要汇聚到脑部，这就是奇恒之腑中的髓海。有一种说法是髓海为"元神之府"，现在我们对这个问题的认识越来越清晰，越来越重视这个问题。脑为"元神之府"，是神气的本源，是脏腑经络功能活动的主宰。元神是人体的原动力、生命的原动力，是神气的本，也是脏腑经络活动的主宰。元神和髓海功能密切相关。

血海就是冲脉。冲脉也称为十二经之海，这说明经脉本身就和我们的血的多少、盛衰有直接关系。

胸部的膻中部位叫作气海，就在两个乳头之间，但整个胸部也被称为气海。胸部为气海，是宗气所聚，宗气就在我们胸中，"宗气者，集于胸中，贯心脉而行呼吸焉"。

"水谷之海"是胃。胃主腐熟、受纳，是我们消化水谷的关键部位，也是后天之本。我们离开母体，独立成人的时候，就要依赖胃！要靠胃吸收和利用外界的精微物质，来让我们完成整个的生理功能和使命。我们和外界最重要的接触就是要吸收天地精华，要吃东西进去，把精微物质转化成人体可以利用的物质，这样来完成我们的生理功能和生理过程。比如女子以血为本，在二七的时候，天癸至，不行；任脉通，不行；还必须脾胃强盛，气血也要充盈，这样她的血海才能充盈，血海功能正常之后，才能够月事以时下。

四海的主要功能是主持全身的气血津液。小结一下，根结、标本、气街、四海理论，是经络理论的高级形式，提出了一个非常重要的原理，就是在人体两极之间，上下、左右、前后，经气是交相感应的。所以我们可以左病治右，右病治左，上病治下，下病治下，前病可以治后，中病可以治前后。

五、阴升阳降论

C 老师：同学们学完了经络总论这一部分后，有没有想过为什么我们的心经、肺经和心包经要跑到手上去，而我们的肝经、脾经、肾经为什么要归到足上去呢？除了用膈肌来分界以外，还有没有别的理解呢？

C 老师的问题是挺难的一个问题。有没有同学提问？刚刚接触一个东西时，很不容易抓住实质，提问就是一个很好的方法，给自己提问，向同学提问，向师长提问，这些都是很好的学习方法。如果你拿不出问题，这本身就是一个问题，说明下的功夫还不够，思维能力还不够。

在大学的这几年中，同学们最需要练习的就是获得自我更新的方法。在大学学什么、学多少，这很重要。而跟谁学、怎么学，是最重要的。要学会怎么自学，以及锻造不怕困难的坚韧精神、专业精神。你跟着导师学习时，你就继承了这种学习方法，并且塑造自己的学术人格。

所以大家不要把学习看成老师不教的，我就不学；老师没有谈的，我就不懂。这就不行。老师不谈的，你们现在也要懂，你们就去弄懂不明白的，甚至你们搞懂以后比老师还厉害，这是非常有可能的。你们只要下决心，掌握这个学习方法，随时都可以成为某一个点上知识比较丰富的人。

同学：老师，为什么您说双手举起来的时候是阴升阳降，我们平时说的都是阳升阴降？

我是说当你们把双手举起来的时候，才发现原来要符合一个规律——阴升阳降。小孩子出生的姿势最自然。手下垂的姿势是在我们成长的过程中慢慢形成的。讨论这个问题的时候，要回到原始状态，去讨论阴阳上下这个问题。

C 老师：其实举起手来睡觉的婴儿姿势，就刚好符合阴升阳降的过程。

同学：我再追问一下阴升阳降的问题。我以前一直以为是阳升阴降，因为阳气向上，阴气向下，但是为什么这里的阴经和阳经走向是相反的呢？还是说这里的阴阳与我们学的阴阳是不同的呢？

好，这个问题比较重要。我们在学阴阳理论的时候，为了讲清楚阴阳，老师把阴阳摆在你面前，摊开来给你们讲，什么是阴，什么是阳。就好像把太极球停下来以后，我们才看到这边是黑的，那边是白的。但在一个生命体中，在一个高速运转的太极球中，我们什么都没看见。就比如我，你说我哪个地方是黑的，哪个地方是白的？我就是一个活生生的生命体，我的太极就在运动。你硬要把它分出来，什么是阳，什么是阴，哪个是黑，哪个是白，是不太可能的。一个有生命的东西，它的阴和阳搅在一起，这并非说没有各自的特性，而是说所有东西都变成一体，这时你很难直接分出来。但是为了维持生命体的活动、阴阳运转的顺序，就需要一些规律。阴升阳降就是生命体阴阳运动的一个规律，如果没有阴升阳降，生命体就没有生机。

人体作为阴阳体，为什么自己会更新，为什么自己会运转？因为我们有一个内在动力，这个动力就来自阳升到极致的时候就要下降，阴降到极致的时候就要上升。一个要降，一个要升，就产生了一个内在动力去带动。

《黄帝内经》中有一句话："升降出入，无器不有。"只要是有形存在，那升降出入就肯定存在，因为"无器不有"，离开了升降出入，器就不会存在。阴升阳降很重要，实际上气化理论在人身上的体现、在经脉中最重要的体现就在这里。

我们通常希望用一个统一的思考方法把所有的问题都解决掉，但是这是行不通的。为什么不行？因为人体太复杂了，我们必须要根据人体的功能、结构、现在的状态来进行描述。再好的理论，一旦离开了人体本身，那也是空的。理论必须符合人体的客观事实。离开最根本的物质事实，那讨论起来就没有意义了。

十二经的循行是有规律的，《灵枢·逆顺肥瘦第三十八》提出："手之三阴，从脏走手；手之三阳，从手走头；足之三阳，从头走足；足之三阴，从足走腹。"也就是关于阴升阳降的问题。十二经这么循行，人身上的气血灌注需要循着经，最后达到阴升阳降的总目的，从而完成"无器不有"的人体气化，或者叫作升降出入。

这里要强调一句，阴升阳降指的是一个气化运动的规律而不是它的结果。比如阴升了以后，阴是不是又跑到阳位去，占据阳的位置就不动了？并不是这样的，而是阴升后就化成阳，阳降后就化成阴，阴阳之间有一个相互转化的过程，这样我们一身的气才能够流通，否则就会痞塞，造成气机颠倒，危及生命。

六、腧穴定位

腧穴除了在诊断上有应用，在治疗上也有非常重要的意义，它是针灸施术的治疗点！同学们经常产生的疑问：穴位究竟在哪个地方？我这根针这么细，要从哪一点把它扎进去？对此，审穴就是一个需要专门谈的问题。

审穴，临床上称为寻找真穴。既然为"真"，它就不假，即我们有可能扎的穴位在理论上是正确的，但是在某一种特定的条件下，这个穴位有可能不在教科书指定的部位，而有可能出现变化，即真穴有可能偏离。在临床上一定要把它矫正过来，找到真穴所在而后施针，这才会有更好的疗效。这就是为什么临床医生一接触到病人，他的手就在病人的腧穴上摸索，去寻、按、点、压，都是为了寻找真穴。有时穴位已经不在教科书指出的标准定位，但只要符合阳性反应点的条件，那就是真穴，就可以扎针。所以大家不要奇怪，你们到临床上看见有些针，位置好像是偏了，比如足三里，这是医生在审穴的过程中做出的变通，临针时某个部位的经气出现了一些反应，如有压痛或者有其他反应，这个部位就可以作为真穴治疗的部位，这就是符合"宁失其穴，不失其经"要求的。

从今天开始，我们进行腧穴各论的学习。

在此之前我们把目的、要求，以及怎么来学，在这里简单给大家做一个讲解。

在腧穴各论的学习中，我们把两者合到一起，即先讲经络，再讲腧穴，总共十四经，我们都按照这种模式，让大家有比较充分的了解，而且要求大家必须掌握十四经的循行分布，以及与脏腑器官的属络关系。总图上标有"＊"的这样一些腧穴，我们也叫经穴，包括归经、定位、主治、操作，是大家要重点掌握的。当你学习十四经脉的病候和主治概要后，你还要熟悉当病邪袭击人体时，这些相应的经脉会出现什么症状，产生哪些病理变化。要了解奇经八脉的循行、病候和意义。奇经八脉作为一个附带内容，大家需要了解一下。大致就是这样几个学习目的，以及简单要求，关键是前两个掌握好了，基本上这个经络腧穴各论就学得相当不错。你们只要掌握好十四经的循行分布及脏腑器官的联属，掌握好这些重点经穴，就算是达到了基本的学习要求。好，同学们先提问。

同学：我想问一下老师，合穴和郄穴的区别是什么？它们的定义特别相似。

这个问题提得比较好，要鉴别两个相近似的概念。合穴是本经的脉气在某一个部位深聚如海。我们知道海洋广阔而深厚，凡是说深聚如海，就意味着这里的脉气既大且厚。比如在合穴上扎针，这里气血肯定比较充盈。郄穴也是脉气深聚的部位，但指的脉气曲折深聚，它虽然深，但却是弯弯曲曲的，不像海洋那样广大，这个"聚"，是指脉气在这里曲折深聚，就像通过一条小小的路，曲径通幽这种感觉，看起来绕来绕去的，但是实际上的脉气非常多。郄穴正因为有曲折深聚的特点，所以有活血化瘀的作用。合穴我们一般都是用来治疗本脏本腑的一些病症，而郄穴主要是用来治疗急证、痛证、血证，不管是脉络的瘀血还是出血，有时出血恰恰就是有瘀的表现，用郄穴就起到化瘀止血的作用。"离经之血谓之瘀。瘀血不去新血不生。"这是合穴与郄穴的主要区别。

今天我们来学习腧穴定位方法。前面讲了较多腧穴的一般知识。怎么才能在人体上把腧穴取得准确，这是一个大问题！腧穴这么好，有这么多功用和疗效，但如果取不准的话，所有的治疗效果都是泡影！我们怎么才能够找准腧穴？人体的差异是非常大的，人有男女老幼、高矮胖瘦之分，差异非常大。在有些影视作品里，有那种体型尤其肥胖的人，他一个人就相当于两三个人那样宽，那他和瘦人之间的穴位究竟怎么才能没有差异地统一起来？要在差异这么大的人群中无差异地取穴，并把它"唯一"地确定下来，方法是关键。如果没有方法，就完全是一本糊涂账，比如足三里，如果没有统一标准，我们取穴就完全是混乱的，根本就谈不到一起去。我们必须要建立起统一的系统，但这实际上是一个非常难的问题。我们的前贤就有办法！在《黄帝内经》中就建立了这样一个非常重要的系统。

腧穴定位方法有下面四种。针刺取效有三个影响因素：一是选的穴位，其穴性怎么样；二是取穴取得准不准；三是手法过不过关。要准确取穴，就要掌握腧穴的定位。

第一，体表解剖标志定位法。这个方法很简单，体表解剖标志一般分为固定标志和活动标志。比如头面五官、甲床、指甲、乳头、肚脐等，可以作为固定标志，起码在病人取穴的当下，这些标志不会产生变化，可以用来描述穴位的准确位置。但还有一类标志是活动的，我们要利用其活动的状态才能够准确取穴。比如颊车穴是在下颌角咬肌的隆起斜上一寸，但它没有指明是在哪个方向上斜上，所以就让病人把牙齿咬紧后，咬肌隆起的最高点，再加上在下颌角的斜上一寸，结合这两个条件，我们就可以把穴位取准了。再比如听宫穴，它是在耳屏前方（耳屏就是这个小耳朵）和下颌关节之间的缝隙中，我们选准和扎准这个穴位，需要病人做一个配合动作：张开嘴。因为合上嘴，这个缝隙就封闭了，你找到了穴位，但是你扎不进去，因为下颌关节挡住了，只要嘴巴轻轻一张，不需要张很大，只要不咬，这里的缝隙就露出来了，针就从这个缝隙扎进去。这种活动标志的取法有时是比较有趣的。有个穴位叫养老穴，取穴时需要压住尺骨茎突，手往内翻，这时骨头就移开，出现一个缝隙，往这里边扎，就是养老穴。以后讲具体穴位时再给大家讲授。

第二，骨度法。在《灵枢》中专门有一篇叫作《骨度第十四》，篇中提出了一个穴位标准取法。同学们可以想象一下。比如姚明身高两米，同时他旁边有才出生的婴儿，这两个人的内关，怎么样才能够"唯一"被确定下来？这能办得到吗？古人注意到了相似性原理，就是人体是成比例的。比如在很远一个地方，一下冒出一个东西来，你就这样随便晃一眼就知道那肯定是个人，肯定不是一只熊，为什么？因为你把人体各部分的实际比例关系早已经固化在脑子里面了，只要瞄一眼，就连他是男是女都能够判断出来。其实人的每一个部分都有差异，但是这个差异绝不会超出人的特点，如果超出人的特点，他就不是人了，可能是其他动物了。

那么骨度法的实质是什么？就是把全身各个部分的比例找到，然后一个一个比。比头部，比颈部，比胸部，比腹部，然后上肢、下肢这样比，最后得一个恒数。在《黄帝内经》中就把这个恒数作为"一寸"，称为"同身寸"。从你出生它就跟着你，随着你的生长发育，它不断地扩张，如影相随地附在你的身上，一直跟着你走，然后到了老年它又慢慢地回缩，当你死亡之后，这个"寸"就消失了。注意：我们针灸中的度量衡的观念和真的一寸约等于 3.3 厘米不是一回事，不是绝对的度量衡。"同身寸"的"一寸"，不是说具体多少毫米、多少厘米，它跟着你走，跟着你活动，跟着你的年龄变化，最后随着你消亡。这是中医比较独特的一个概念。以后我们讲哪个穴位取它几寸的时候，讲的就是"同身寸"，而不是度量衡上那个绝对的"寸"，这个大家要清楚。

既然有了"同身寸"的概念，内关就在腕横纹上两寸，那么姚明的两寸的绝对长度就比较长，婴儿的绝对长度就短些，但总归内关都是被"腕横纹上两寸，两筋之间"这句话概括了，被"唯一"确定下来。"同身寸"是非常优秀的一个方法！你们要学古人的东西，就先仔细体会这些内容。设想这个问题交给你，你怎么把这样一个问题用一个方法能够统一解决。

"同身寸"是一个很重要的方法，大家一定要重视。

请大家注意：古人找了一个身高八尺的标准模特以解决这个问题，在当时的条件下，古人把模特的所有的骨的尺寸一个一个地量，最后就形成了书上表中的数据，这是要求大家记的，特别是纵寸。比如，锁骨上窝到剑突是 8 寸，腕横纹到肘横纹是 12 寸，这些固定的数值单位都是"寸"，它就是一个很灵活的比例尺，它会根据实际的对象变化。反过来说，骨度法在身体前部我们可以用"同身寸"，在后部我们就不按"同身寸"来算，因为在身体后部有一个非常重要的骨性标志，就是一节一节的椎骨。我们认为一节椎骨大约就是一个"同身寸"，背部就可以简略一些，不用再记从哪里到哪里，因为有脊柱这根骨头随时都可以作为参照。对于骨度法，大家要下功夫记下来，当然对它的意义和来源了解得越仔细、越多，对你们的好处就越大。

常用骨度分寸示意图见图 1—14。

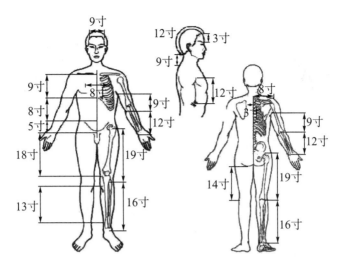

图1—14　常用骨度分寸示意图

实际上有了骨度法以后，腧穴定位问题就解决了，那为什么还需要发展出其他取穴法？因为骨度法最终还是不太方便。过去针灸医生的诊断桌子上常有一把竹签（现在很少用了），以前病人来了以后，二话不说，拿起病人的中指就在竹签上量一下，然后一掰、一撇，就把这节竹签拿下来当病人的一个"同身寸"，取穴的时候就把这节竹签拿着，在这个病人身上去量。后来用一根橡皮筋，在上面做几个等分，然后它拉开以后，各等分都伸长了，病人高一点的就扯长一点，矮一点的就收短一点，这也是一种方法。但仍然不是太方便。

第三，指寸定位法。孙思邈在《千金要方》中提出手指"同身寸"法，这对针灸学是一个非常大的贡献。他发现四指并拢，平齐拇指末端，从小指外侧端到食指外侧端的这个宽度，正好是人的"同身寸"的三寸。拇指第一个指节正中两侧纹路线的宽度正好就是"同身寸"的一寸，这叫作拇指"同身寸"。中指卷起来，在第一个指节和第二个指节中的指纹纹头间宽度是一寸，叫中指"同身寸"。孙思邈的这个发现非常重要。他利用的其实就是骨度法，因为人体是按一定比例生长的，我们身上的某些部位恰有可能就是"同身寸"的一寸，而孙思邈把它抓住并提出来，而且他发现的是手，假如他发现的是脚，就不太方便了，你不可能用脚去量，因为很不方便，但直接用手来量就很方便。指寸定位简化了整个取穴的程序。我们不需要再去逐一地量头、颈，然后算出一个"同身寸"是多少，再来取穴，这太复杂了。

指寸定位法见图1—15。

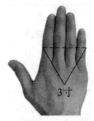
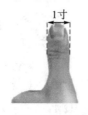
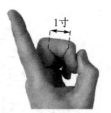

横指"同身寸"　　　拇指"同身寸"　　　中指"同身寸"

图 1-15　指寸定位法

中指"同身寸"是最准的一个，这里相对隐蔽一点，中指的变异相对比较小。手的进化是非常复杂的，其变异也是很大的。拇指的变异很大，特别是对于一些经常用手操作的体力劳动者，如石匠等，其拇指关节可能更大。因此在用拇指"同身寸"时需要谨慎。要根据具体的情况来探讨。

横指"同身寸"就是把四指铺在一起，称为"夫"，这是过去度量衡的一个标准。比如过去你不带尺子出去买布，你说："我买五夫布。"卖布的人就这样"一、二、三、四、五"给你比五夫，比完后就撕给你；你买十夫，他就这样比十下。虽然很粗糙，但是不失为一个简单的计量方法。关键是要过中指的第二个指节正中的这条横纹线，上下错开都不行，四个指头铺开的宽度就是三寸，准确度仅次于中指"同身寸"。这三种方法，中指"同身寸"最准，其次是横指"同身寸"，最不准的就是拇指"同身寸"。

第四，简便取穴法。临床医生在长期的实践过程中，发现按书上的标准方法去取穴很麻烦，他直接在临床上通过一些标志线或者纹路线，把这个穴位看出来了，这种方法就称为简便取穴法。临床医生用来大致定一下位。比如我们要取列缺，一般就让病人两个虎口相交，不要太使劲压，就是自然地交叉，轻靠着就行了，食指尖放到桡骨茎突上自然抵达的位置就是列缺，这就是列缺比较简便的取法。对于合谷，我们把一只手的大拇指第一个指节的横纹放到另一只手的虎口上，然后把拇指压下去，拇指尖到达的这个位置就是合谷。比如风市的取穴，人体直立，我们把手自然垂下来，中指贴着中裤缝，中指尖到达的位置就是风市。这些简易取穴法都是不准的。若要评价这四种取穴方法，第一准确的是骨度法！第二是"同身寸"或者体表解剖标志定位法，这两个准确度相当，最不准的就是简便取穴法。

穴位定位这个问题，我们就讲完了。现在我们来看腧穴。

腧穴在临床上可用于诊断，这是一个非常重要的应用。中医四诊中切诊的主要内容就是切脉、切腧穴、切腹部，即我们通常说的腹部触诊。我们要充分利用腧穴的知识，扪穴来进行检查。我的导师，已故的杨介宾教授，他就非常重视扪穴。他有一篇论文《审穴谈》，专门谈怎么来诊查腧穴，利用扪穴来诊断疾病。

比如比较腧穴局部的皮肤和周围正常皮肤之间有没有不同的地方。若有不同，就审出了一点问题：皮肤的紧张度不一致，看起来有一点散漫；或者局部表面有潮红；或者表面有比较细小的纹路，我们的血络在上面经过。仔细触摸，有的穴位局部会触摸到一定的硬结，硬的程度和大小也可能不同；或者是隆起，没有明显的边界，只是好像比其他地方高一点，它不像前面的硬结边际分界很清晰；或者皮肤出现了凹陷；局部的硬结有可能是条索状，硬硬的一条，或者类圆形物体。根据以上这些不同的情况，就可推断出疾病所在的经脉，或者涉及哪一个脏腑，这就是扣穴检查的最重要的意义。要非常仔细地去审查、探索，找到阳性反应点。

现在我们可以借助仪器来对穴位进行勘测，这是腧穴在诊断当中的应用。

腧穴解剖学取得了不少的成果。大家有兴趣可以找这方面的专著看一看，教材的附录中有部分专门谈现在的研究结果。

七、特定穴

腧穴理论归根结底重点在特定穴，这就是为什么在前面讲的时候，我们反复强调会有特异性作用，作为经穴，这样的一些腧穴作用是非常强大的，所以特定穴是我们学习和研究的重点。

大家仔细看一下教材，特定穴理论被分成两个部分。第一部分在腧穴总论中，第二部分在临床治疗中，相当于把一个内容掰开，放到两个不同的篇中去讲，这在教材的处理上是非常少见的。这是因为特定穴理论实在是太重要了。如果不在前面腧穴总论交代一下特定穴，我们在后面讲治疗时就讲不下去，但如果我们在各论中又反过来学习特定穴的话，这样的教学又让大家有一点摸不到头脑。所以活生生把一个内容分成两半，我们前面重点掌握它的概念，后边才谈它的具体应用。

什么是特定穴？特定穴指十四经穴中具有特殊治疗作用，并且古人给予特定称号的一类腧穴。

特定穴总共有八大类，十种。第一类称为五输穴；第二类是原穴和络穴，实际上它们经常结合起来使用，二者常含在一类中；第三类是郄穴；第四类是背俞穴和腹募穴，这里又是两种；第五至第八类是下合穴、八脉交会穴、八会穴、交会穴等。

对第一类五腧穴，今天先讲概念，后面各论再重点讲临床应用。五输穴是指十二经脉分布在肘、膝关节以下的，以井、荥、输（原）、经、合命名的五个腧穴。每条经有五个，十二条经一共有六十个五输穴。五腧穴中的井穴具有开窍醒神的作用，荥穴具有清泻脏腑之热的作用，输穴可以治疗体节重痛，经穴主宣肺解表，合穴主治内腑等，请大家一定要掌握。《井荥输原经合歌》这个歌诀大家需要背下来。歌诀从肺经开始，然后每一条经每一条经这样背。

井荥输原经合歌

少商鱼际与太渊，经渠尺泽肺相连；商阳二三间合谷，阳溪曲池大肠牵。
隐白大都太白脾，商丘阴陵泉要知；厉兑内庭陷谷胃，冲阳解溪三里随。
少冲少府属于心，神门灵道少海寻；少泽前谷后溪腕，阳谷小海小肠经。
涌泉然谷与太溪，复溜阴谷肾所宜；至阴通谷束京骨，昆仑委中膀胱属。
中冲劳宫心包络，大陵间使曲泽全；关冲液门中渚焦，阳池支沟天井要。
大敦行间太冲看，中封曲泉属于肝；窍阴侠溪临泣胆，丘墟阳辅阳陵泉。

六阴经五腧穴与五行配属表见表1-4。六阳经五输穴与五行配属表见表1-5。

表1-4 六阴经五输穴与五行配属表

六阴经	井（木）	荥（火）	输（土）	经（金）	合（水）
肺（金）	少商	鱼际	太渊	经渠	尺泽
肾（水）	涌泉	然谷	太溪	复溜	阴谷
肝（木）	大敦	行间	太冲	中封	曲泉
心（火）	少冲	少府	神门	灵道	少海
脾（土）	隐白	大都	太白	商丘	阴陵泉
心包（相火）	中冲	劳宫	大陵	间使	曲泽

表1-5 六阳经五输穴与五行配属表

六阳经	井（金）	荥（水）	输（木）	经（火）	合（水）
大肠（金）	商阳	二间	三间	阳溪	曲池
膀胱（水）	至阴	通谷	束骨	昆仑	委中
胆（木）	窍阴	侠溪	足临泣	阳辅	阳陵泉
小肠（火）	少泽	前谷	后溪	阳谷	小海
胃（土）	厉兑	内庭	陷谷	解溪	足三里
三焦（相火）	关冲	液门	中渚	支沟	天井

五输穴的应用是非常多的，取肘、膝关节以下的穴位是针灸治疗中的一个重点，而肘、膝关节之下五腧穴是我们常用的取穴点，可谓重中之重。

原穴的"原"也可以写成"元"。它很特殊，因为原气是我们整个生命机体生理功能的原动力！原气禀受于先天，禀受于父母，又受到后天不断地补充和滋养，所以原气是人体最重要的一种气。它对于我们的健康、抗病能力及整个生长壮老已的过程，都起到非常重要的调控作用。临床上了解病人的原气强弱，对诊断来说是非常重要的。如果能找到一个途径直接培补、调节原气，那就太好了。我们经常想往药物中加一点人参、鹿茸，就是想培补病人的原气，但是补上与否是一个问题。人身上实际上有一些点直接通向原气所携带的一些信息，古人发现原穴并总结下来。其他腧穴无非就是气血在那里流过，但原穴却是神气在那里变生，本脏本腑的原气要在那个地方留滞和出入。十二经在腕、踝关节附近各有一个原穴，发现和确定腕、踝关节附近有能够体现人体最根本之气活动的穴位，这是具有创造性的。原穴非常重要。

我们利用原穴，一能探知脏腑的功能以利诊断，二能直接调节原气，以利治疗。《黄帝内经》说："五脏有疾应出十二原。"五脏有病的时候，首先在十二原的地方表现出来，有病就涉及原气，而原气变动首先就变动到原穴上。我们生病的时候为什么要去扪、查、按、寻？这些动作都是在探知脏腑原气强弱的变化，以内调脏腑和原气。所以下面这一句很重要："五脏有疾当取十二原。"五脏有疾，取十二原穴作为一个主穴，是很正确的选择。

下面讲一下原穴。比如脉会太渊，太渊是肺经的原穴。这就是我们要脉诊寸口的基本道理，寸口之所以能够反映人体虚实寒热的状态，很重要的原因在于它是肺经的原穴，肺朝百脉，汇集了全身的信息。我们医院以前有个老中医叫张君斗，他坚持诊平旦脉，等一般的人上班，他的病人已经看完了，于是带着他的徒弟就去茶馆喝茶了。这就是他的风格，他的治疗效果好，诊平旦脉是一个方法。

这里有一个十二经原穴表（表1-6），要求大家掌握。《灵枢》讲的是五脏的原穴，也就是五脏六腑，十二个原穴。

表1-6 十二经原穴表

经脉	经脉-穴位	经脉-穴位	经脉-穴位
手三阴经	肺经－太渊	心经－神门	心包经－大陵
手三阳经	大肠经－合谷	小肠经－腕骨	三焦经－阳池
足三阴经	脾经－太白	肾经－太溪	肝经－太冲
足三阳经	胃经－冲阳	膀胱经－京骨	胆经－丘墟

下面接着讲络穴。一共有十五条络脉，总是在它的络穴上发出。希望大家能

够把十五络穴歌背下来。络穴的重点就在"络"字上，"络"说明一穴可以通两经，这只有络穴才能够办得到，所以络穴的主治范围相当于扩大了一倍，它不但有本经的主治特点，还兼有与它相表里的另外一条经的主治特点，主治病症都在它的涵盖范围之内。因此络穴是一类主治范围非常广泛的穴位。

十五络穴歌

人身络穴一十五，我今逐一从头举；手太阴络为列缺，手少阴络即通里。
手厥阴络为内关，手太阳络支正是；手阳明络偏历当，手少阳络是外关。
足太阳络号飞扬，足阳明络丰隆上；足少阳络为光明，足太阴络公孙寄。
足少阴络名大钟，足厥阴络蠡沟多；阳督之络号长强，阴任之络号尾翳。
脾之大络为大包，十五络穴君须记。

络穴还有一些其他作用。有些络脉从络穴发出来之后交通到与它相表里的另外一条经，同时它还有支脉可以直接进入体腔，联系一些很特殊的器官、脏腑。如心的络脉就入于心，足太阴的络脉就络于胃肠，而大肠经的络脉直接走上来到耳部的宗脉。因此络穴的内容很丰富，有一大堆主治病症，由于一些很特异的走法，它们与一些体表和内脏有非常特殊的联系，这种联系常常在治疗中发挥非常奇异的作用。十五络穴表见表1-7。

表1-7　十五络穴表

经脉	经脉-穴位	经脉-穴位	经脉-穴位
手三阴经	肺经—列缺	心经—通里	心包经—内关
手三阳经	大肠经—偏历	小肠经—支正	三焦经—外关
足三阴经	脾经—公孙	肾经—大钟	肝经—蠡沟
足三阳经	胃经—丰隆	膀胱经—飞扬	胆经—光明
任脉、督脉、脾经	任脉—鸠尾	督脉—长强	脾经—大包

下面讲郄穴。郄穴的"郄"字相当于"隙"，与"间隙""白驹过隙"的"隙"同义。它指很窄很小，但是很深，可以深入小血络中去的穴位。这是很重要的性质。郄穴是指经脉气血曲折深聚的部位，分布在肘、膝关节以下。如果我们做诊断的时候，在郄穴发现一些特征，就说明那条经脉有瘀血，相应的脏腑肯定有功能障碍。郄穴的诊断意义很重要，使用得很多。十二经脉各有一个郄穴，然后加上阴跷脉和阳跷脉、阴维脉和阳维脉下肢也各有一个郄穴，一共就有十六个郄穴。十六郄穴表见表1-8。

表 1-8　十六郄穴表

经脉	肺经	大肠经	胃经	脾经	心经	小肠经	膀胱经	肾经
郄穴	孔最	温溜	梁丘	地机	阴郄	养老	金门	水泉
经脉	心包经	三焦经	胆经	肝经	阴跷	阳跷	阴维	阳维
郄穴	郄门	会宗	外丘	中都	交信	跗阳	筑宾	阳交

俞募穴分成两类：一类叫俞穴，另一类叫募穴。因为位于腰背部，俞穴又叫作背俞。我们已经讲过多次，背俞是各个脏腑直接发回背部的脉气，或者是脏腑精气直接输注到背部的最简洁、最短、最直接的通路。因此脏腑哪怕有一点点病，马上就在背俞穴反映出来。所以在背俞穴上进行治疗，哪怕是很短的时间，都可以直接调节脏腑，不需要很多曲折的传导。脏腑脉气、脏腑精气会输注到腹部这些穴，称为腹募穴，又叫作腹募。它们几乎与脏腑大致处在同样的水平上，跟背俞穴正好前后对应，一前一后，两极对应，中间夹着脏腑，它的特性也很直接，《黄帝内经》说"阳病治阴，阴病治阳"。最早在《黄帝内经》提出时，本来完全是指针灸的，但后来被借用到中医的其他学科，阴阳的观念被推广。当阳腑有病时，就会反映到所联系的身体的阴的部位。比如胃腑属阳，当胃腑有病时常容易联系在腹部属阴的部位，很少在阳的部位上。反之，阴脏有病的时候，则倾向反映于向阳的部位，即向背部表达信息。而心、肝这些脏就不一样，它们容易反映到背部，因为背属阳。这就是脏腑发病阴阳部位上的一个特点。如果你看见一个病人是捂着胃部走过来的，一般不会是脏有问题，肯定是腑。为什么？因为胃有问题的时候，他很少这样扶着背部过来，胃是属阳的，发病准是牵涉到阴的地方，如腹部。因此，我们可以从病发部位的阴阳来诊断牵涉的是脏还是腑。

那如何治疗呢？治疗原则就是"阳病治阴，阴病治阳"。对于脏腑病症，本来选俞穴、募穴都是可以的，但腑病优先选择腹募穴，脏病优先选择背俞穴。俞、募都选当然是可以的，但心里一定要知道优先等级，证明你对俞募穴的掌握是比较透彻的。

下面这个八会穴就更精彩。脏腑、经脉、气血、骨髓，这八大类精微物质在我们体表有八个反映点，如果给它们相应的刺激，就能相应调节这八种精微物质的变化。比如当出现血病的时候，不管是白血病、血友病，还是贫血，都可以用"血会"膈俞来调节全身血液的功能。八会穴分别是脏会章门、腑会中脘、气会膻中、血会膈俞、筋会阳陵泉、脉会太渊、骨会大杼、髓会绝骨。我们把它们作为一类特定穴记一下。

八脉交会穴也是非常重要的。奇经八脉跟十二正经不一样，经常走东走西的，十二经去不到的地方，其能转来转去，反正能力很强，但是这八条脉，无论哪一条得了病，往往都是非常疑难的。叶天士有非常重要的贡献，就是利用奇经来治疗一些疑难杂症。他擅于使用一些填精补髓的药，比如运用熟地、鹿角、鹿茸、鹿胶、龟胶等，来解决奇经八脉出现的问题。在十二正经中有八个穴位，它们可以直接通向八脉，分别是公孙、内关、后溪、申脉、足临泣、外关、列缺和照海。这八个穴位都在十二经上，至于为什么能够通向奇经，还没弄清楚，但古人说可以，现在我们也接受并验证。

现在讲交会穴，就是两条或者两条以上的经脉交会于一点的穴位。最典型的交会穴是哪一个？就是三阴交穴，这个名字起得好，说明三条阴经交会在一起，它在临床治疗中是常用的。还有三阳络，就是三条阳经交在一起。交会穴起码需要两条经，往往是两三条正经，再加上一条奇经，经常是阴维脉或者阳维脉，这样交会穴就交会到很多脉，这样在一个穴点上就能够联系更多的经脉。它们相当于一个穴位同时携带两条及以上经的特点，往往承载的信息量和能量要大得多。

现在我们就把特定穴的基本概念讲完了。我们后面各论还要学习，这是我们学习中的重点和难点。

请大家注意，我们在谈穴性的时候，常常要谈有什么作用。既然是特定穴，那就具有那一类特定穴的特点，这就是穴性。它常常不受太多的针法影响，而是跟它与生俱来的功能有关。穴性今后是要反复讨论的。古人在描述穴性的时候，直接概括到穴名中去，比如列缺穴，你们学中文，列缺是什么？对，大家还记得李白的那首诗吗？

同学们：《梦游天姥吟留别》。

"列缺霹雳，丘峦崩摧"，列缺，就是霹雳，所以像这一类的比喻，就代表了它的穴性。

决定针刺疗效的因素如下。

第一，穴性怎么样。腧穴的处方也有主穴、配穴的区分。处方合不合适，对疗效至关重要。

第二，在选对了穴位的基础上，手法合不合适？技法好不好？你不要什么都对了，结果一扎针病人痛得不行，病人马上就不来了。但手下功夫反而是第二位的要求，第一位的要求还是要正确理解针灸经络腧穴的理论，有一个比较高的思维水平、理论水平，才能够正确地把握穴位，针对当时病人的病情来讨论手法。

特异性、双向调节作用不受手法的影响。比如关元穴、气海穴、足三里穴，很少有说足三里用补法或者刺法，反正你扎进去，不管怎么在那儿倒腾，补也好，泻也好，不补不泻也好，足三里这里扎进去以后，都是气血双补。你只要刺激到那个地方，你针也好，灸也好，它就开始补气血了。对这一种穴位，讨论技法就没有必要，你只要刺激它，它就会表现出双向调节作用。

这几个方面看似简单，但是一定要理解透、掌握好。我们在学习治疗总论的时候，还要在这些规律的基础上，建立起针灸处方的三大原则。一个是局部选穴，首先考虑近部；二是远部选穴；三是特殊作用的配穴。学好后，对选穴处方就会感到很轻松了。

穴位除了前边我们说的三个作用，从分经分部来看，还有一些规律，这些规律是我们书上列出来的，但是教学大纲没有做明确要求。大家有必要了解这些作用。我举几个例子。

我们首先看手三阴。手三阴主治是手太阴肺经、手少阴心经、手厥阴心包经。手太阴肺经的穴位治疗喉痹好不好，选哪一个穴位更好，这是后来需要探讨的。现在我们的认识是：凡是手太阴肺经上的经穴都可以治疗肺和喉的病，这是它对本经的治疗。如果两经加起来，就有一些共同的特点，如心包经和心经都可以治疗神志方面的疾病，但很少用肺经来治疗神志方面的疾病，治疗神志病是心包经和心经的个性和特色。如果从三经的这个角度来看，三经都可以治疗胸部的疾病。胸部的疾病就是手三阴共同的主治。胸部有病，可以在心包经、心经、肺经上选穴治疗。

下面我们再看任脉和督脉，一个是阴脉之海，一个是阳脉之海。任脉具有回阳固脱、强壮作用。督脉可以治疗中风昏迷、热病，特别是头面部的疾病，这是分经来谈。虽然阴阳有别，但是它们有没有共同点？有的。共同点就在于这两条脉对于神志病、脏腑病和妇科病都可以治疗，可两经通选，也可以仅选其一。脏腑病无非是气血阴阳受到影响，所以这两经都可以用来治疗脏腑病，这是它们共同的特点。

十四经穴的主治作用，简而言之，就是本经的腧穴治疗本经病，表里经的腧穴治疗互为表里经脉脏腑的疾病，经穴还能够治疗局部的疾病，各经腧穴的主治既有特殊性，又有共同性。

十四经腧穴分经主治规律见表1-9。任督二脉腧穴主治见表1-10。

表1-9　十四经腧穴分经主治规律

经名		本经主治	二经相同主治	三经相同主治
手三阴经	手太阴经	肺病、喉病	神志病	胸部病
	手厥阴经	心病、胃病		
	手少阴经	心病		

续表1-9

经名		本经主治	二经 相同主治	三经 相同主治
手三阳经	手阳明经	前头病、鼻病、口齿病	眼病、耳病	咽喉病、 热病
	手少阳经	侧头病、胁肋病		
	手太阳经	后头病、肩胛病、神志病		
足三阳经	足阳明经	前头病、口齿病、咽喉病、胃肠病	眼病	神志病、 热病
	足少阳经	侧头病、耳病、项病、胁肋病、胆病		
	足太阳经	后头病、项病、背腰病、肛肠病		
足三阴经	足太阴经	脾病、胃病	前阴病	腹部病、 妇科病
	足厥阴经	肝病		
	足少阴经	肾病、肺病、咽喉病		

表 1-10　任督二脉腧穴主治

经名	本经主治	二经相同主治
任脉	回阳固脱，有强壮作用	神志病、脏腑病、妇科病
督脉	中风昏迷、热病、头面病	

第二部分　十四经各论

一、手太阴肺经系统及其腧穴

同学：我想问问老师，灸法对养生有没有作用，要注意一些什么问题呢？

灸法对养生有作用，而且研究还在不断深入，但研究偏少，远远没有到一个比较理想或者比较好的阶段，针法的研究比灸法更深入一些。你们以后可以好好研究一下灸法。但要注意一般不要在危险区域实施直接灸，比如关节的伸部（打开可以伸展关节的就是伸部），就是关节的阳面，另外就是颜面和血管处等。这些部位一旦形成灸疮，留下一个永久性瘢痕，即形成了一个深度烧伤，它就不会消散，严重的时候会影响到关节活动，或伤害神经、血管，这就不好了。

我问你们一个问题，当我们归纳一个穴位的各种各样的主治的时候，通常是按照一个什么逻辑关系来归纳的？

同学：老师，我还是以上次讲过的为例吧。假如它是肺经的穴位，首先它主治的是肺经的病症，因为是它所属的经脉；还有它要主治经脉循行部位的疾病，比如中府靠近肩部，就可以治疗肩周炎等疾病，所以它对所处的局部也有一定的作用；还有对内在的器官组织也有很多作用，它作为中府，可以主治它所通的那些经脉的病症。大概就是这样。

这位同学说得不错！当我们要归纳一个穴位的主治时就按这三条规律来。一是要看这些穴位是和哪个脏腑有联系，那它肯定可以治疗相连脏腑的疾病；接着考虑效果问题，它可能治肺脏的某一个病症特别有效，但总体而言，凡是本经的穴位都可以治疗本经所连属的脏腑病症。二是这一条经和什么器官或者组织发生关系，比如肺开窍于鼻，我们的什么开窍于耳？

同学们：肾。

肾？我们后边还要学到有好几条经脉都和耳有非常密切的关系，既然它及其所在的这条经络跟某一个器官或组织有这么密切的联系，那它显然可以治疗相应的病症，这就又是一类。

三是看这条经走什么地方。凡是所循行经过的部位出现的问题，我们都可以列出来。比如足三里是足阳明胃经的一个穴位，那你按这个思路想至少能够想十来个适应证出来，因为足三里是足阳明胃经的合穴，它肯定治疗胃腑疾病，包括胃痛、胃胀、腹泻等。足三里和肺、大肠、小肠都是有联系的，它还有一些特殊联系，一些全身性作用，比如治疗发热，足三里疗效很好；治疗所循行部位的疾病，在这一条经上，从头走足的这个过程中的各种问题，足三里都可以治疗，比如下肢的痿痹、中风后的下肢瘫痪，我们用足三里肯定是非常正确的，本来就是"治痿独取阳明"，所以你选足三里，阅卷老师马上就给你打一个勾，这在《黄帝内经》有明训，必须要做到。按这种逻辑来推，这是活法，不要去死记。

下面我们来讲新课。我们来看第一条经脉：手太阴肺经。首先学习这条经脉的循行。看看《灵枢·经脉第十》的讲述。

肺手太阴之脉，起于中焦，下络大肠，还循胃口，上膈属肺。从肺系，横出腋下，下循臑内，行少阴、心主之前，下肘中，循臂内上骨下廉，入寸口，上鱼，循鱼际，出大指之端。其支者：从腕后，直出次指内廉，出其端。

请再来看看手太阴肺经的循行（图 2-1）。

手太阴肺经起于中焦胃脘部，向下行，联络于与本经相表里的腑——大肠，然后自大肠返回，循行环绕胃的上口，向上穿过横膈膜，联属于本经所属的脏——肺，再从气管横走并由腋窝部出于体表，沿着上臂内侧，在手少阴心经与手厥阴心包经的前面下行，至肘部内侧，再沿着前臂内侧、桡骨下缘，入于桡骨小头内侧、动脉搏动处的寸口部位，上至手拇指本节后手掌肌肉隆起处的鱼部，再沿鱼部的边缘到达手拇指的指端；另一条支脉从手腕后方分出，沿着食指拇侧直行至食指的桡侧前端，与手阳明大肠经相衔接。

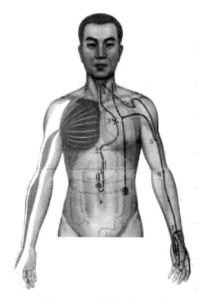

图 2-1 手太阴肺经系统

归纳起来，手太阴肺经的内外循行还是比较简单的。它的体表循行从胸中横出腋下，沿手臂内侧的前缘下行，直达手拇指之端。其支脉从腕后分出，沿着食指桡侧直行前端，与手阳明大肠经相衔接。它的内行部分比较有意思，"起于中焦，下络大肠，还循胃口，上膈，属肺，从肺系"，确立了本经与中焦脾胃的密切联系，以及与大肠、肺及肺系所属器官的属络关系。

那么，本经发生病变又会出现什么情况？

是动则病肺胀满，膨膨而喘咳，缺盆中痛，甚则交两手而瞀，此为臂厥。是主肺所生病者，咳，上气喘渴，烦心胸满，臑臂内前廉痛厥，掌中热。气盛有余，则肩背痛。风寒汗出中风，小便数而欠。气虚则肩背痛寒，少气不足以息，溺色变。

"是动"是指手太阴肺经之经气发生异常的变动，就会出现肺部胀满、气喘、咳嗽、缺盆部疼痛等症状。在咳嗽剧烈的时候，病人常常会交叉双臂按住胸前，并感到眼花目眩、视物不清，这就是臂厥病，是由肺经之经气逆乱所导致的一种病证。"是主肺所生病"，是说手太阴肺经上的腧穴主治肺脏所发生的疾病，其症状是咳嗽气逆、喘促、口渴、心中烦乱、胸部满闷、上臂内侧前缘的部位疼痛、厥冷、手掌心发热。本经经气有余时，就会出现肩背部遇风寒而作痛，自汗出而易感风邪，以及小便次数增多而尿量减少等症状。本经经气不足时，就会出现肩背部遇寒而痛，呼吸气少不能接续，小便颜色改变等症状。

手太阴肺经的络脉：

手太阴之别，名曰列缺。起于腕上分间，并太阴之经，直入掌中，散入于鱼际。其病实则手锐掌热，虚则欠㰦，小便遗数。取之去腕一寸半，别走阳明也。

此段文字较简单，描述了本经与相表里的手阳明大肠经的联系。

而手太阴肺经的经别，通过一番"离、入、出、合"，进一步加强内外联系。"六合"是指手太阴肺和手阳明大肠的经别之合，已是经脉经别的第六次交合。

手太阴之正，别入渊腋少阴之前，入走肺，散之太阳，上出缺盆，循喉咙，复合阳明，此六合也。

最后是手太阴肺的经筋：

手太阴之筋，起于大指之上，循指上行，结于鱼后，行寸口外侧，上循臂，结肘中，上臑内廉，入腋下，出缺盆，结肩前髃，上结缺盆，下结胸里，散贯贲，合贲下，抵季胁。其病当所过者，支转筋痛，甚成息贲，胁急吐血。治在燔针劫刺，以知为数，以痛为输。名曰仲冬痹也。

它起始于手大指的末端，沿大指上行，结聚在手鱼际之后，继续上行于寸口部位的外侧，再沿手前臂上行，结聚在肘中，再上行至臂部内侧，进入腋下，出于缺盆，结聚在肩髃之前，又返回，向上结于缺盆，自腋下行的一支进入胸中，结于胸内，散布于横膈部，与手厥阴经的经筋合于膈部，继而下行抵达季胁部位。"下结胸里，散贯贲，合贲下，抵季胁"尤为紧要，是关乎呼吸运动的主要经筋。

手太阴经的经筋发病，可见本经筋所循行结聚的部位掣引、转筋、疼痛，严重者可发展为息贲病，病人呼吸急促，气逆喘息，或胁下拘急，吐血。治疗该病时，应采取火针，速刺急出，针刺次数以病愈为度，痛处为穴。

以上介绍了手太阴肺经的经脉系统的内容。我们看到这个系统通过复杂的循行交连，构成一个小的立体网络。以后我们讲的每一条经都是这样一个立体网络结构，而我们人身就是由这诸多的网络结构主持。

手太阴肺经腧穴主治咳嗽、气喘、咳血、咽痛、外感伤风及经脉循行部位的其他病证。

手太阴肺经单侧十一穴，穴起中府，止于少商。

下面我们转向介绍本经的重要腧穴。

首先介绍中府，这是本经的第一个腧穴。大家要对"中"字的意义做一些思考。人是天地之交，因为肺经"起于中焦"，所以中府就是地气、天气以及人气所交汇的地方，由里向外，和大气相接触、相连接的地方。中府是一个很重要的地方。它是手足太阴经的交会穴，所以显然可以治疗一些脾胃疾病。凡是慢性咳嗽往往容易出现食欲不振、腹胀、大便溏泻等脾虚气虚的症状。金是土之子，如果子病则子盗母气，导致脾胃虚弱。肺病久了，日积月累，我们在临床上见到很多慢性阻塞性肺疾病的病人有一堆脾胃方面的病症。中府既可以治疗肺病，又可以治疗中焦，把上焦和中焦合起来治疗。因此治疗胸满膨膨然，中府就是最好的穴位。咳嗽分很多种，比如急性的感冒咳嗽，由于衣服穿少了，然后开始咳嗽，可能有一些胸满，但不至于出现膨膨然这种状态，其在病程长的疾病中可能出现，此时选中府的针对性会更强一些。

下面我们讲一讲尺泽。从穴名来看，尺前是"寸"，腕后叫"尺"，所以我们这一节前臂本身就叫尺。从温病学角度看，病人发不发热，有一个诊断方法叫"诊尺肤热"，即使病人全身发热，那还不见得是发热，还要摸一摸尺肤，只要尺肤发热，即使全身并没有发热，也算发热。尺肤的"尺"与尺泽的"尺"有同样的含义。

我们人是很奇怪的，我们的身高趋向一个平均数，超出平均数的人不多，比较矮的人也不多。古代有一本书，叫作《周髀算经》，"髀"就是大腿骨，古人往往用一个标准身高的人的大腿骨来作为一个量度，最早的尺子实际上就是骨头，然后发展成现在的尺子。尺泽，泽就是经气或者各种各样的水液汇聚的地方。它的定位是在肘横纹上，这是最容易被发现的一个地方，这里有一条大肌腱——肱二头肌肌腱，在其桡侧缘，也就是它的外侧和前侧。确定这个穴位的时候，用两条线，肘横纹是第一条线，肱二头肌肌腱的桡侧缘是第二条线，这两条线的交点把穴位确定下来。

尺泽是本经的合穴，本经的经气汇聚在这里，形成大海一样深广的区间。它可以治疗脏腑疾病，如咳嗽、气喘、咯血、咽喉肿痛等肺系实热证，即肺气和邪气都比较盛的实证，其正邪搏斗最剧烈，症状是最重的。如果遇到实证咳嗽，咳得声音很洪亮，其实你可以稍微放心一些；但如果遇到一个病人，少气懒言，咳嗽没有力量，痰也咳不起来，那这个病人你就要小心了，也许很快会出问题。尺泽循行于肘臂，治这里的挛痛是理所当然的。它还有一些全身治疗作用，比如治疗腹泻、中暑、小儿惊风。过去我们下乡打谷子后送公粮到公社去，有时还敲锣打鼓地送进去，有人会中暑，人们就用两个手蘸一点这种井水来扯几下尺泽这里。

同学：这不就是刮痧吗？

对，这种方法造成皮下瘀血，可以治疗中暑。掐的地方都是有讲究的：一是这些部位暴露，颈部的胸锁乳突肌这里好掐，便于操作；二是确确实实有治疗作用。这个穴位操作上没有什么大的讲究，普通操作就可以，直刺 0.8～1.2 寸，或者点刺出血，掐痧都可以，中暑就可以缓解。

对于特异性治疗全身性病症，这是要单独记的，不符合我们刚才说的三个逻辑关系。

现在我们介绍孔最，它是本经的郄穴。郄穴是本经气血曲折深聚的地方。郄穴的功效特别大，活血化瘀，治疗急症、止血的效果特别好，尤其是阴经的郄穴，止血效果最好。阳经的郄穴多半用来活血化瘀、治疗急症、痛症。我们往往"不通则痛"，气滞、血瘀，这是引起痛症两个最重要的原因。当出现急症、痛症的时候，我们采用阳经的郄穴常会获得奇效。出现血症的时候采用阴经的郄穴常可以止血，且止血又不阻碍新血再生，因为它止血又活血，还可以祛瘀，新血就能够正常生长，不会再离经溢出。

从穴名上来看，孔最的"最"字是什么意思？就是日取，每天取一点来放在这里，日积月累，阴气在这里慢慢地汇聚起来。"孔"是洞穴，但是这里的"孔"是"大"的意思，孔最有一个比较大的场所，气血可以汇聚在郄穴。这种穴位常常能够治疗非常重要的疾病，比如大咯血，情况是非常危急的，中医首先要想到采用这个肺经的郄穴，能够治疗咯血、咳嗽、气喘等。它在局部可以治疗肘臂的疼痛。它就在掌面桡侧，在尺泽和太渊的连线上，腕横纹上 7 寸。太渊到尺泽应该是多少寸？

同学们：12 寸。

对，现在我们就好办了。既然是 12 寸，那么我取一半就是 6 寸，再加 1 寸就是 7 寸。我们一定要把骨度分寸记在脑海里面，随时拿出来，我们就可以用简便的方法来取穴。这个穴位在操作的时候直刺 0.5～1.0 寸。

下面一个穴位是列缺，它的定位比较困难，而且扎起来更困难。很多人扎列缺扎不出效果，关键是方法不对。在桡骨横突这里有两条肌腱：肱桡肌腱和拇长展肌腱。在这儿形成一个交叉，就像出现一个缺口，"缺"就正好在这里。通常有一个简便取穴方法，就是让病人的两手虎口交叉，食指自然伸直，然后食指尖到达桡骨横突的上方，再把两筋之间的这个缺口摸好，即定穴。注意在扎这个穴位的时候，应该顺着肌腱这个缺口向肌腱的后下方刺，不是直接刺到桡骨茎突上，病人马上会出现感觉，最常见的一个感觉是麻，而且医生针下的紧张感是比较明显的，比扎一般的穴位要显得更紧张一些，那算是扎准了。

列缺的本义是"雷，霹雳"，它是雷和电的结合，有个景象叫作"列缺倒景"，就是"啪"一个闪电从天上下来，就像我们的络脉分支一样，分出很多缺，这个"倒景"就是列缺的象，即当闪电挂到天空的时候我们看到的象。比如在非洲看那个雷暴就真的是从天一直到地，全部拉通，然后周边会出现很多细的分支。列缺就是形容如果你扎针得法，气会马上传达到头部，气就直接连通，主要用来治疗偏头痛，"头项寻列缺"。列缺是四总穴之一，临床常用。向上斜刺0.5~0.8寸，一定要注意不能直刺，一定要向上斜刺，而且要扎出那种酸麻的感觉，针下有非常紧涩的感觉，这样列缺才会有效，才会起到"倒景"作用。

同学：老师，这个穴位操作就不能按照经脉循行路线的"顺经而补，逆经而泻"吗？就只能向后上刺？

对，这个穴位就只能向一个方向刺，我们在讲操作的时候大家也要小心，通常要说这个穴位怎么取，取什么姿势，因为如果姿势不对，根本就扎不到正确的穴位。

下面讲太渊。从穴性上来说，太渊是比较复杂的一个穴位。它是本经的输穴和原穴，八会穴中的脉会，我们说"脉会太渊"。所以在寸口这里摸脉来诊知我们全身的情况。太渊能够直接调节肺上的原气。太渊的"太"就是"大"的意思，"渊"就是水积在一起形成一个潭。取穴比较简单，我们活动一下手，虽然有几根横纹，但只有一根在活动的时候能够贯穿整个腕关节，其他的则没怎么动，所以这贯通的一根就是腕横纹，然后把它作为一条线，与腕横纹相交的桡动脉作为另一条线，两线相交在桡动脉的桡侧缘，注意太渊穴在桡动脉的桡侧缘正当腕横纹上，这样的描述就是准确的，这个穴位就取准了。扎针时不是直接扎到桡动脉上，而是从桡动脉的桡侧边缘把针送进去。

太渊也治咳嗽、气喘、胸痛等，似乎跟尺泽的主治是一致的，但是其针对证的虚实有不同。尺泽主要治疗实证。若咳嗽属虚证，则以太渊为主。一般取原穴治疗脏病，脏有病则表现出虚象，当然也有实热，有邪的时候就有实热。但是当没有邪，因为本脏的脏气虚弱而出现咳嗽、气喘、咳血时，主穴就应该是太渊。如果既有实证又有虚证，那么尺泽和太渊可合用。

C老师：可不可以从五输穴的母子关系来理解？

这个内容我们在讲五输穴的运用的时候还要给大家讲。五输穴按道理说可以治疗本脏本腑的疾病，但是有指向上的特异性，有差异，掌握住这个差异对选穴是非常重要的。比如补气药和补血药，它们之间的差异我们掌握得越清楚，这方面的知识积累得越多，今后我们用药的依据就越充分。

另外，太渊还可以治疗无脉症，这个方面我没有太多的经验，也没有看见过这方面的病例，可能是从太渊是脉会这方面来考量的。记住它的适应证中有这样一条，今后如果碰见这种病人，可以使用太渊。

操作时，向上斜刺，0.5～0.8寸，直刺可以，斜刺也是不错的。穴位居于手或手臂上时，医生的操作选择余地就相对大一些，比如逆经而刺，或顺经而刺，或直刺，或透刺等，都可根据需要选用。但如果我在操作上给出了提示，就一定要小心，一定要注意，那就另当别论。

下面就是肺经最后一个穴位——少商。"商"代表五行的金。少商是本经的井穴，它的定位在拇指的桡侧缘，指甲根旁约0.1寸的地方。它主要治疗发热、音哑、咽喉肿痛等肺系实证。井穴的治疗指向它所联系的器官。十二经的井穴有一个共同点，就是都能够开窍。井穴位于肢体末端，"四末阴阳之会者，此气之大络也"，阴阳在这里离合，能够醒神、退热。井穴对于昏迷、癫狂一类神志病可以起到醒神的作用。另外它可以治疗手指尤其是大拇指的麻木。

少商一般来说可以浅刺，浅刺0.1寸，这里扎起来比较疼，另外点刺出血很常见，特别是用于开窍醒神的时候，效果更好。就在这里一扎，然后针一拔出来，把血挤一挤，挤出来就可以了。

鱼际穴也比较重要，只不过教学大纲没把它列为必讲的穴位。它就是我们手掌的这块高肉，比较肥厚，在其侧边，我们能看出来它呈鱼腹的样子，在赤白肉际之间，大约是第一掌骨的中点。很多同学在鱼际有一些散络，女孩子的更清晰一些。散络是细小络脉从列缺这里分出来，散布在鱼际这里。如果肺经的经气或者脏气虚弱，到化源将绝的时候，鱼际这条肌肉就会萎缩。同学们在病房看那种马上就要死亡或者是瘫痪的病人，首先看见这块肌肉几乎没有了，甚至很多病人连这块小鱼际也没有了。鱼际如果还能补起来，就说明肺脾的气血还比较充盛。我们预测一个病人吉凶的时候，就要看一看、摸一摸他的鱼际这里，由此可以判断肺气会不会绝。肺气如果绝了的话，化源就停止了、衰竭了，这个人就快死亡了。所以鱼际是很重要的一个部位。

二、手阳明大肠经系统及其腧穴

上一次课讲了手太阴肺经。同学们有问题可以先提问。

　　同学：老师，为什么肺部有疾病的时候，会掌中热？

　　肺上有邪热的时候，或者是有变化的时候，就会在有相应联系的地方表现出来，反过来，我们借助这种表现可以推断邪热有可能来自肺，而不是来自心。当然手掌发热也可能是心热，这就需要鉴别了。

　　同学：《阴阳离合论》提到的"开阖枢"是什么意思？

　　开阖枢，又叫作关阖枢，一般说开阖枢比较多，这也是中医学中比较难学的一个地方，需要专门谈。我们可以用太极图（图2-2）来理解。

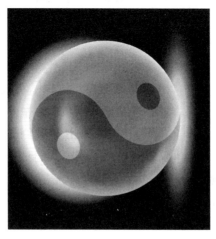

图2-2　太极图

　　阴阳是一个整体，阴阳是互相包含的，我们现在看的是一个切面，是一个平面图，但是如果是一个球体的话，大家可以想象，一旦它旋转起来，所有的阴和阳一瞬间就什么分别都没有了，就是一个物体在那里，但却同时什么都有，同时又有阴又有阳，交替出现。一般而言，如果这个（图上半部）是阳，这个（图下半部）是阴，在阴阳变化的过程中分别体现出开阖枢的变化，按照六经的分法，可以把太阳作为开，少阳作为枢，阳明作为阖，少阴是枢，太阴是开，厥阴有尾巴，作为阖。阴阳对立互根、相互依存、消长平衡、盛衰转化。《黄帝内经》中专门有一篇讲阴阳有离有合，这是非常重要的规律。比如我们说营卫之气要在体表升降出入，首先要发生离合交感。离合就是阴阳二气相互依存、相互联系，要分开又分不开，要合拢又合不拢的状态，因而产生很多阴阳之气相互交流、相互融合，产生很多变化。离合其实是阴阳的一个比较重要的规律。张仲景的《伤寒论》中也创造性地应用开阖枢的理论，但这个理论是有争论的，特别是用这个图来解释开阖枢的时候，有的学者认为它叫关阖枢，但多数人还是认为就叫开阖枢比较容易理解一些。一开一阖，这就是阴阳之道。

同学：老师，我早上上课的时会感觉有困意，可以通过按哪个穴位减轻困意？

上午的时候有困意，应该说是因为阳气升发不足，可能和你长期的生活习惯有关，比如虽然睡了觉，但并没有休息好。我奉劝大家，平时注意"起居有常，饮食有节"，另外就是要适当地锻炼，提高身体素质，让阳气充足一点，从而尽快完成升发过程，这样疲倦的时间可能就会短一些，要从身体本身来加以调整。人中、内关及井穴都可以掐一掐，头面部的一些穴位有振奋阳气的作用，比如上星、攒竹这些头面部的穴位，适当刺激，可以起到振奋阳气的作用。

同学：老师，为什么会有"医者不自医"这种说法？

你们听说过"易子而教"吗？就是好朋友彼此水平差不多，又志同道合，则将子女交给对方教养，这是非常重要的教育方法。我们的心是有偏性的，要把心放正，放好，安顿好，这是非常不容易的事情。我们对自己的子女、亲人，一般来说都需要避免这种偏性，一旦你沉浸到里面去，就会影响你对事情的公正客观的判断。比如我医我自己病的时候，就有可能失去公正、公允的状态，想在我的处方中加人参、虫草这样一类我认为非常好的药，但实际病情并不需要，加在里面反而有害。所以为了避免这种有害的情况，我们就提前把偏性除掉，让我们有一颗比较公正的心去诊治，做出一个公正客观的判断，以期诊断得更准确。在给病人治病的时候，不带任何偏性，是很重要的。

上一次讲到手太阴肺经，我希望大家下去起码把经脉的循行背下来，这样学了以后，才会有一个比较好的结果，否则你学一条、丢一条，这样就没有用。要反复背诵，往后面学，前面的内容你要自己复习起来，等到你学完的时候，十二条经脉就背得比较熟了。

每一条经都是一个小的体系，由经脉、络脉、经别、经筋、皮部等共同构成一个小的系统。当我们在谈某经的时候，实际上我们指的是这个小系统，而不是单纯指某一条经，除非是那种狭义的特指，特指经脉系统中的某条经脉而非经别，或其他情况。在多数情况下，当我们提到某经的时候，常常就是指整个经脉系统。

现在就来学手阳明大肠经的循行。我们还是请一位同学来读一读《黄帝内经》的原文。

同学：大肠手阳明之脉，起于大指次指之端，循指上廉，出合谷两骨之间，上入两筋之中，循臂上廉，入肘外廉，上臑外前廉，上肩，出髃骨之前廉，上出于柱骨之会上，下入缺盆，络肺，下膈，属大肠。其支者：从缺盆上颈，贯颊，入下齿中；还出挟口，交人中，左之右、右之左，上挟鼻孔。

手阳明大肠经系统见图2-3。

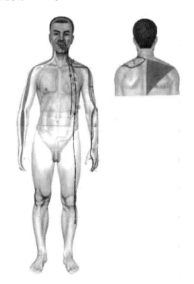

图2-3　手阳明大肠经系统

《灵枢》写得非常好，非常简洁而确切。"大肠手阳明之脉，起于大指次指之端"，注意古代对位置的修饰和表达跟现在是不一样的。所谓"起于大指次指之端"，就是指起于次指的大指一侧。然后循指上廉，就是走在食指的上边，走在指的前边，出合谷两骨之间，拇指的掌骨和食指的掌骨之间，然后上入两筋之中，指拇长伸肌腱与拇短伸肌腱，又称鼻烟窝处，我们使劲儿运动拇指的时候，这两条筋非常清楚，就要经过这两条筋，循臂上廉，入肘外廉，然后上到臑外前廉，上肩，出髃骨，到达肩髃这里。然后，出髃骨之前廉，上出于柱骨之会，在背部一般来说颈项的末端叫作"柱"，正好是在颈项和肩分界的地方，叫作柱骨之会。走到柱骨之会后再绕回去进入缺盆，之后进入体腔，这段无穴的部分叫作无穴通路，入体腔后络肺，下膈属大肠，是大肠腑发出来的一条经脉。

其支者，从缺盆这里上颈，然后贯颊，注意这个"贯"字，一般来说我们说"经过什么""穿过什么""穿行什么"，用"贯"的时候是比较少的，表示气血都往上送。经脉在这里汇集起来充分的气血，贯于我们的面颊，这是贯颊，然后入下齿中。注意这是一个很重要的点，手阳明大肠经入于下齿，并散布在齿龈里边，然后还出挟口，交人中这里，两边的经脉发生交汇，交汇之后，左边的经脉走到右边面颊，终止在右边面颊，这就叫作"左之右、右之左"，然后上达鼻孔后交于下一条经——足阳明胃经。以上就是手阳明大肠经的经络循行。

其循行中第一个比较重要的地方就是腕部，特别是在合谷和阳溪；第二个是肘部；第三个是背部；第四个是缺盆，分成两支，一支向下进入体腔，另一支往上走，贯入面颊。贯颊就是把脉气散布在面颊，不是沿着一条道路这样去的，是整个地覆盖，布散在这里。贯颊，然后入下齿，出来挟口过人中。左之右，左边的走到右边去，右之左，右边的走到左边来，就是"左之右、右之左"。人中是什么？为什么叫人中？口通什么气？

同学们：地气。

天地之气的正中就叫人中。所以上有天气，下有地气，上天下地，中就是人，它正好是在中分。天气、地气的调节都可以通过人中进行。

请大家一定要把经络的循行记住，要在理解的基础上，把经文背下来。下面就是它的病候，在《灵枢·经脉》中，大家读一下。

同学们：是动则病齿痛颈肿。是主津液所生病者，目黄，口干，鼽衄，喉痹，肩前臑痛，大指次指痛不用。气有余，则当脉所过者热肿；虚则寒栗不复。

这个病候比较少，记起来也比较容易。手阳明大肠经的"是动病"，第一个就是齿痛，然后是颈肿。其"所生病"比较独特，叫作"主津液所生病"。这就涉及许多的讨论，也有不是太明确的地方，比如下面谈到的目黄、口干、鼽衄、喉痹等，我们都可以看成"主津液所生病"，特别是黄疸这一类疾病。究竟为什么说它主津液所生病，这个还值得讨论和研究。肩前臑痛，大指次指痛不用，气有余，则当脉所过者热肿。如果是气有余，多半表现热象，出现热肿等；虚的时候，表现为寒栗不复的病候。

然后讲讲它的络脉，又来读《灵枢·经脉》。

同学们：手阳明之别，名曰偏历。去腕三寸，别走太阴；其别者，上循臂，乘肩髃，上曲颊偏齿；其别者，入耳合于宗脉。实则龋、聋；虚则齿寒、痹膈，取之所别也。

手阳明大肠经的络脉去腕三寸的偏历这里，别走太阴。在偏历这个穴发出络脉之后，和它相表里的手太阴肺经相连接，这样就在两条表里两经之间搭起了一座沟通的桥梁，这是它的第一个意义。它交过去以后，没有完结，继续往上走，经过臑部，然后进入肩前，也就是肩髃的这个位置，然后再上曲颊（曲颊是下颌角，下颌角是弯曲的），进入齿中，它的络脉就散布在齿内。"偏"通"遍"，就是"周遍"的意思，指的是它周遍地分布在牙，与牙齿相联系。其别者入耳合于宗脉。

宗脉在头面部。"十二经气三百六十五络，皆上于面而走空窍。""精，阳气者，心肾神精之气，上走于目而为睛。别气者，心肾之气，别走于耳而为听也。宗气者，胃腑所生之大气，积于胸中，上出于肺以司呼吸，故出于鼻而为臭。"十二经的气血到了胸中，和宗脉发生联系以后，变成肺气，才能够嗅，才能够区别香臭；和耳部的宗脉发生联系之后，才能够听，才能够辨别声音；和眼睛发生联系之后，我们才能辨五色。所以我们的五官功能、神明和宗脉是有联系的。宗脉究竟指的什么？在我们的眼、耳、鼻、舌，以及身体触觉中，宗脉是很特殊的结构，它专门和我们的感受器联系，类似于分析器，所以它是一个很重要的结构。

大家注意一下在中医术语中有"宗"字的，所涉及的东西都非常重要，是根本、根源、来源等。但以"宗"字命名的东西不多，大致有三个：宗脉、宗气、宗筋。宗气集于胸中。它关系到我们最重要的呼吸功能，关系到呼吸能否推动血脉，血脉能不能周流。宗筋汇于外阴部，受肝的调节，所有人体的经筋都要汇聚在这里。男性出现阳痿等情况时，就叫作"宗筋弛纵"。

手阳明大肠经的络脉主治病候涉及耳聋。实证见齿痛、耳聋，虚证见齿冷、胸膈闭阻不通畅，都可以取偏历治疗。其络脉的这个作用，也给我们选穴提供了很重要的指示，我们常常在遇到耳聋或者齿痛的时候选偏历，借助手阳明大肠经的这条络脉来治疗。

然后我们学一下经筋。

手阳明之筋，起于大指次指之端，结于腕；上循臂，上结于肘外，上臑，结于肩髃；其支者，绕肩胛，挟脊；直者从肩髃上颈；其支者，上颊，结于頄；直者，上出于手太阳之前，上左角，络头，下右颔。其病当所过者支痛及转筋，肩不举，颈不可左右视。

"颈不可左右视"的语法有点难。经筋大致就是这样的，起于食指端，然后进入两经之间，往上走，结于腕。请大家注意腕部，是手阳明大肠经的经筋所结之处。然后它结肘，我们之前讲手太阴肺经结于肘内侧的前面。那手阳明大肠经的经筋结于哪里？结于肘外侧。在这里我提一下现在很常见的一个病，叫作网球肘，病变原因就是手阳明大肠经经筋所结的地方磨损太过，从而引起疼痛。然后它上臑，结于肩髃，分成两支，有一支就走到了后边绕着肩胛，把整个肩胛覆盖起来，然后分别挟着这个脊柱。那天有同学扎曲池的时候，感觉到背部（脊背）这里有一点问题。我说可能是因为手阳明大肠经的经筋正好就像一个三角巾，覆盖在肩胛骨，另外从肩髃的这一支继续往上走，进入颈，再往上出于颃，往上走，然后从左边绕到右边，最后下行，下到颌，这个就是下右颌。这里有一个词叫作"络头"，我们知道除了脏器，一般不会用"络"字。用"络"字证明什么？经筋在这里深入我们的脑，和脑这个奇恒之腑发生联系。

本经单侧有二十个穴位，两侧一共有四十个穴位，从单侧来讲，它穴起于商阳，止于迎香。

下面来看看本经的常用穴位。

商阳，我们就不讲了。合谷是一个非常的重要穴位，古人称之为"四总穴"之一，能够得到这个称号，显然它的功用不凡。我们的很多穴名，实际上都是古代解剖的部位，在经络学或者腧穴学中，也把它定在这个点上。

我们首先来看合谷的定位。合谷在手背，第一、二掌骨之间，第二掌骨的中点，这句话理解起来好像比较难。我们简单画一个图，假设这是第二掌骨，这是第一掌骨，它们构成一个角。我们从角平分线这样画出一根线来，然后从第二掌骨的中点引出一条垂线来，这样两条线相交的点是合谷。但是我们一般稍偏向第二掌骨扎，这样扎效果更好。合谷是原穴，常常经气反应最强。你扎的时候，有意偏向第二掌骨一点，就会按到一个非常敏感的地方，有酸、麻、胀、痛，按到这里就是合谷，这样扎下去效果更好。合谷的位置图见图2-4。

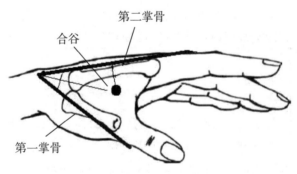

图2-4　合谷的位置图

"四总穴"里说"面口合谷收"。我们身上有四个总穴，合谷就是其中之一。合谷几乎包治颜面、面颊、口腔的所有疾病。"四总穴"虽然不是我们规定的特定穴，但是相当于特定穴。

我们先要看一下合谷穴的命名。谷合起来的时候是山，张开的时候是谷，所以山和谷合到一起。这种山中带有空虚的谷，常常就是经气大量汇聚的场所，"肉之大会"称为"谷"，"肉之小会"称为"溪"，合谷又是本经的原穴，因为它直接关乎三焦的原气，除了反映本腑的原气，还和全身原气的运行有关系。阳经的原穴尤其重要。按我们先前说的手阳明大肠经的循行，合谷对于颜面有非常强的调节作用。过去古人就已经发现它能够治疗面口的各种各样的疾病，现在我们做颌部、口腔、颅后窝的手术，都要用这个穴位进行针灸麻醉，镇痛的作用特别好，正是因为它是在谷这里，所以有非常强大的行气作用。在针灸治疗中，合谷是一个行气止痛的要穴。我们有一个小的处方叫作四关穴，其中就有合谷配上太冲，行气、止痛通用，可以治疗头痛、面肿、目赤肿痛、鼻渊（就是我们现在说的慢性鼻窦炎）、鼻衄、齿痛、咽喉肿痛、耳聋、口眼歪斜。

合谷是阳明经的原穴，而阳明经和肺经是处于人体最体表的两条经脉，肺主表，热病无汗，或者多汗，合谷都可以治疗，原因如下：各种各样的邪气最先从哪个地方侵入？从表，而肺是主表的，但由于它是阴脏，所以深了一层。因此与它相表里的这条阳经就是大肠经。从理论上来说，大肠经才是真正主表的，所以邪气从口鼻而入可以直接入肺，但是如果从皮毛、从表而入，则先入阳分，先伤的是大肠经的脉气。所以大肠经先感应邪气，马上就对邪气产生正常反应，就是防御性抵抗。手阳明大肠经最重要的一个穴位合谷，能够治疗外感发热，而且无害。外感发热无汗的时候，我们一般想到的是用麻黄汤，但泻合谷就可以发汗，这样连麻黄汤都可以省了。它还可以治疗多汗，在外感病发热、恶寒的情况下，不管有汗还是无汗，合谷都是最常选的一个穴位。针灸专门治疗感冒的一个经典处方，叫作"列缺、合谷"，治疗各式各样的感冒。但是我们仔细分析一下：列缺是肺经的络穴，合谷是大肠经的原穴。有一个很重要的配穴方法，叫原络主客配穴法。什么叫主客？相表里的两经，先病的那个为"主"，后病的这个为"客"。这时"主"就要选它的原穴，而"客"要选它的络穴，这就叫作原络主客配穴法。古人认为，感冒是手阳明大肠经先病为主，涉及手太阴肺经为客，所以选大肠经为"主"，选肺经为"客"，这个处方是临床上屡验不爽、非常标准、非常重要的处方。所以这两个穴位一出来，这个处方就立下来，就是治疗感冒的，能够解表宣肺止咳。还可根据病人的情况，灵活地加减，如有头痛，可以加扎太阳等。

合谷又是大肠经的原穴，那就意味着大肠腑的原气要在这里出入，从合谷治疗的时候，也会影响这些原气，所以可以治疗很多大肠腑的病症，比如腹痛、痢疾、便秘、泄泻等，特别是那种急性吐泻，效果更好。吃坏了肚子，然后发热，上吐下泻，这时我们用合谷就有效，它既可以解表，又可以治疗和调节大肠腑，双管齐下。

不管是从经脉还是从经筋来说，合谷都主管并影响局部，又因为它分布在手上，凡是在上肢出现疼痛或者痿痹等状况，特别是鱼际萎缩、瘫痪，手动不了的情况，就要使用合谷。合谷是治疗上肢痿痹的非常重要而关键的穴位。手腕部的这一侧出现疼痛的时候，我们选合谷也是非常对症的，这是局部选穴。

合谷还可以治疗闭经和滞产。月经应该每个月来潮，突然间没有了，停经了。那么有两种情况：一种是怀孕，另一种是闭经。合谷能够起到活血化瘀行气的作用，帮助月经复常。对于滞产这种情况。用合谷治疗，可以让子宫收缩恢复力度，使胎儿成功娩出。因为合谷有行气活血的作用，所以孕妇禁针！尽管孕妇禁针，但合谷可以用来治疗妇科疾病，比如闭经、滞产等。

偏历是很重要的一个穴位。手阳明大肠经的络脉从偏历发出来，交到手太阴肺经，同时沿着手臂往上走，联系耳的宗脉，从穴性上来说，偏历是本经的络穴，它既在大肠经上，又联系到肺经。

大家要注意，我们经常要利用一些活动标志。你的姿势如果没摆对，不仅穴位不好取、取不准，而且扎针的效果也不好。所以请大家注意这些细节，今后要按照这个要求来操作，这样才能取得很好的疗效。偏历的取穴要点就是要屈肘，这样直直的就不好取，它要屈肘取穴，屈肘扎针，当翘拇指时，阳溪就正好在两筋之间，手腕部这里。另外需要找一个穴位叫曲池，它定位在肘横纹的外侧缘，从阳溪到曲池的连线上，从腕横纹量上去3寸的位置就是偏历。

偏历主治耳聋、耳鸣、目赤、鼻衄、齿痛、咽喉肿痛及腕臂的疼痛。耳鸣、耳聋很常见却又比较难治。我有一个合江来的病人，她是一个小老板，隔壁就是音响店，专门卖磁带、光盘、音响，声音放得很大，她天天坐在店里面，被那个声音扰得难受得很，突然间，耳朵就聋了。然后到我们医院来检查，一检查就是神经性耳聋，而且程度还比较严重。她做了西医治疗，没有效，然后就到我们医院来挂了针灸科的号。当时看她形体很健硕，还不是完全耳聋，她看你说话几乎能够猜出你的意思，所以她能够很好地交流。当时我们诊断为暴聋，与她厌恶的情绪有关系，外界的强烈刺激是暴聋直接的诱因。在我们中医来看的话，就是邪害清窍，伤到了耳朵，而且往往不全属于肾经、少阳的功能失常，往往是一个强烈的诱因把她的耳朵伤了。我们就给她用了偏历，加上耳部、颈部的一些穴位，这个病人的听力逐渐恢复了。偏历对于耳聋，特别是暴聋，风热、风寒等邪气闭阻了清窍而引起的耳聋，效果特别好。

治疗腕臂的疼痛，这和偏历所处的位置、局部的治疗作用有关。

偏历和肺经有联系，而肺为水之上源，肺和水液代谢有非常重要的关系，所以在尿潴留的时候，我们有可能选偏历，偏历能够开肺气。就像提壶揭盖一样，把盖子一打开，这壶里面的水就自动出来了。如果把盖子塞紧了，盖子上又没有孔，里边的水怎么倒也倒不出来。倒不出来的水潴留在里面，这时你用蛮力是没有办法的。你使劲解，它还是点点滴滴，还是不通畅，尽管你可能用其他一些对症的穴位让小便排出一点，但是病人自己没有很舒服、很通畅的感觉。我们知道排小便是有快感的，病人的快感没有了，他解起来很困难，感觉有阻碍。所以就需要把壶盖上面打一个孔，只要气压一下去，水就会非常通畅地出来，我们用这种比喻来形容水液在体内运行排泄的具体情况，即你不开肺之上源的话，下源之水就不会非常通畅，膀胱作为州都之官的排泄功能会受到阻碍。对于损伤性或者是外感性原因导致的尿潴留，我们除了局部取穴或循经取穴，在配穴组合上，加上偏历就是要在肺这个水液代谢的上源加一个孔，使气压下来，其他穴位的功效就会大大提高，排泄功能就会加强。在针灸科，这已经是比较常规的配方，效果非常好。这是偏历很特殊的用法，书上还没有记载，只是我们用得比较多。比如下腹部的手术伤及脉络，从而导致尿潴留，或者麻醉导致病人解不出小便来，采用针灸以后，小便就解出来了，这是最好的，可以说是皆大欢喜。这个穴位可针可灸，针就是直刺 0.3~0.5 寸，灸 3~5 壮，当然也可以采用温和灸的方法。

下一个穴位就是我们前面提到的曲池，从穴性来说，它是本经的合穴。合穴是脉气汇聚成海的地方，但因为合穴在手三阳经上，脉气虽然汇聚，但可能只是黄海、渤海，这些海的深度、广度都没有达到太平洋的程度。可能有人要问，那太平洋在哪里呀？太平洋就是手阳明经的下合穴，在我们的小腿上，那个穴位才是真正治疗肠腑病症的重要穴位，而曲池是本经经气汇聚的地方，虽然脉气不太够，没有汇聚得太多，治疗本腑的作用不是太强，但你说它完全没有作用也不妥，它也有一点作用，可以治疗腹痛、腹泻，但并不是主要穴位，即效用不是太好。这就是曲池的特点。

曲池的定位在肘横纹头外侧端与肱骨外上髁的连线的中点，这句话没有说完整，扎针的时候也要屈肘而刺，病人偏瘫的时候，他的手是直的，这时怎么办？就要把这个手靠在枕头上，把它屈过来，这时扎曲池才是正确的。因为首先要屈肘才能看得见肘横纹头，对不对？如果你伸直，这个肘横纹头就跑了。我们再来找另外一个标志，就是肱骨外上髁，它非常好摸，就在肘部外边骨头最高这里。肘横纹头远近没有关系，你远一点，近一点，反正取一个中点，把肘横纹头和肱骨外上髁连起来这一条连线的中点。

曲池最重要的主治功能是清热、凉血、解毒。清热特别是清全身之热，是曲池最重要的作用，气分、营分和血分的热同样要清，还可以凉血。所以它能够治疗咽喉肿痛、齿痛、目赤肿痛。我们知道血一旦有热，就容易产生血毒，这往往是各种各样皮肤病发病很重要的原因。由于我们平时喜欢吃烤羊肉串、火锅这类燥热、香燥的东西，天长日久，除了出现一些血热的症状，还会蕴毒，迟早这些毒要慢慢发出来，发到体表，形成顽固性、难治性皮肤病，比如风疹、瘾疹、湿疹等。虽然很多的皮肤病病因不明确，但是它们有一个共同的特点：有血热、血毒、瘀血等。针灸上都是采用曲池加上大椎来治疗，比如我们治疗痤疮，常在大椎和曲池进行放血、刺血治疗。

曲池是非常重要而常用的穴位，它在清热、凉血、解毒这三个方面有着不可替代的作用。它能治疗咽喉肿痛，同时有清热的作用。凡是咽喉肿痛属于实热的、齿痛、目赤肿痛这些五官的热性病，我们都可以随证选用曲池，利用它的清热作用。

外感发热一般来说不需要特殊处理，这种发热是一个好现象，你的身体能够发热，是奋起抗邪的一个好的表现。体弱之人如果遇到邪气，身体就反应不起来，只要在38℃以下，没有影响到全身的酶系统，就可以等3~5天，不要动不动就使用抗生素，不要滥用抗生素。

同学：消炎药可以用吗？

你说的消炎药就是抗生素。不行！一般的感冒不能随便吃抗生素，不但对疾病没有好处，对你的身体也不好。若体温高过38℃，虽然还是正气抗邪的表现，因为会对我们的酶系统产生影响，有一些很重要的酶会变性、失效，整个生化机制就会受阻，此时就要适当考虑降温。春夏小儿发烧，因为稚阴稚阳之气非常强，温度忽然一下就上去了，加上小儿本来体温中枢调控作用也不健全，正气抗邪抗得太厉害，就容易出现高热，可能抽风。曲池虽是本经的合穴，但是治疗本腑病症的作用不是太强。"大椎退热"是我们的重要经验。大家把它记住，各种各样的热证，我们都可以用大椎来清热。"大椎退热"虽然好，但我们也要在退热的基础上加上有凉血作用的曲池，有时气分的热是容易清的，而血分郁热常不易清。所以"大椎退热"如果能够配上曲池，就是两全其美，气营两清，效果就更好。除了扎针，也可以放血或者拔罐，如果高热不退，就可以在这两个穴位上做穴位注射，比如在曲池上打一点柴胡注射液观察效果，再加上物理降温，体温就慢慢降下来了。对治疗全身性发热，曲池的作用是很明显的。曲池具有很好的清热凉血作用，但对于腹痛的治疗效果没有大肠经的下合穴强，曲池仅仅是可以治疗，等级是要降一级的。

曲池还有比较好的降压作用，它对于肝阳偏亢、肝火上扰等主要证型是最适合的，其他证型也可合理配伍曲池，有协助降压的作用。对于高血压病，紧急降压的时候要选曲池。它的操作没有太多的要求，直刺1.0~1.5寸，针刺效果是很好的。

曲池还可以治疗上肢不遂，上肢不遂就是上肢瘫痪，治疗上肢病，阳明经为多气多血之经，《黄帝内经》明确提出"治痿独取阳明"，所以我们在治疗各种各样的上下肢痿痹的时候，要以阳明经作为最主要的选择，效果肯定就比较好。

现在讲肩髃。肩部伸出来的一块骨头，我们叫作髃，它其实是锁骨往外的延伸。下面的肱骨头，就从下方和它构成肩关节。髃骨的前方有个凹陷，就是肩髃。这个穴位在人体力学上的作用，比它的其他生理作用要强。因为肩关节是游离的，随时都可能甩掉，如果不是周围有一个非常丰满的肌肉组合肩袖将肩关固定住，手一甩就会甩掉。髃骨正好让这些肌肉附着于上，否则肱骨与髃骨就没有东西相连，肩髃就正好是肩袖中一个很重要的部位。

肩髃是手阳明经和阳跷脉的交会穴。手太阴肺经的经别、经筋从腋内穿到髃骨这里，而手阳明大肠经是从外边来，接在肩髃上。后面我们还要学几条经，它们也要分别搭在这里，共同构成一个强劲的集结穴，把肩关节牢牢地束缚在这里，不让关节脱落，完成各种各样的功能。

肩髃的定位：首先我们要摸到肩峰端的最前缘。请一位肌肉丰满一点的男同学上讲台来。我们先把肩峰端的髃骨摸好，摸到这里，外展肩关节，我们会在肩关节的上方看到两个凹陷，我们按住前方凹陷的最低点，让他把肩关节放下来，肩关节自然垂下的时候，我们看肩的最前面正中的这个凹陷位置就是肩髃。这样放下来的时候正好是最靠上的。找准这个穴位，针刺操作很重要。找到凹陷没有？同学们课后自己去找一找。

视频：有一个更简单的办法，握着拳头宣誓的时候，手举起来一点，肩峰的两端就会出现两个凹陷，前方的那个凹陷就是肩髃。

我们要仔细地讨论一下肩髃的针刺方法。一般来说，肩关节要自然地往下垂，轻轻地把上臂曲起来。一般来说操作有两个方向：一是直刺，二是斜刺。一般扎肩髃时病人坐着，医生顺着三角肌的方向扎进去。这样直接下去就叫作直刺；斜刺就是正对肩关节的关节间隙，就是肱骨和肩峰的间隙，刺入关节腔、关节囊的扎法。扎进关节腔之前，可能稍微有一些滞针的感觉，一旦进入就没有问题了。很多时候我们打封闭也是从肩髃打进去，将一些药物注射入关节腔里面。若关节腔里面有积液，还可以把它抽一点出来，这些都是我们平常很常见的操作。你们上临床以后，对于肩臂疼痛，肩关节被锁在一个地方，或者肩关节的活动障碍，通常选斜刺，目的是松解压力，减轻疼痛，这时就顺着往关节腔里面扎；对于上肢痿痹，比如偏瘫，出现肩关节活动不利或者肩关节肌肉疼痛，我们可以顺着三角肌直刺。这两种方法都是可以用的。

肩髃虽然是临床上的常用穴，但是它的主治作用比较单纯，就是治疗肩周局部的疾病。另外它可以治疗瘾疹，就是我们通常说的荨麻疹。有同学发过荨麻疹没有？我在上山下乡的时候，有一天去赶场回来就看见山上开了一朵好漂亮的白花，因为是冬天，觉得很新奇，就爬到那个山坡上把它摘了。结果回去以后，坐在家里烧柴煮饭，开始觉得身上有点痒，我的手一抓上去，整个人就发疹，整个腿又热又痒，只要手搭在什么地方，皮肤就鼓起来，是风团块。瘾疹跟这个情况略微不同，瘾疹是有一种风团块要发但是又发不出来，就在那个皮肤中隐隐可见，但又不是风团块一下就鼓起来很高，痒得很厉害。我们就可以用肩髃治疗。

我们通常治疗肩关节的疾病用肩三针，其中就有肩髃。它是治疗肩关节各种并发症最常用的穴位，上肢活动不遂、肩臂疼痛是它最重要的适应证。我们最容易出现疼痛的关节就是肩关节。比如自己锻炼的时候扭了一下，用力过猛会出现疼痛。一般来说，人到了五十岁左右，就会出现"五十肩"。肩关节就处于一种退化状态，出现比较严重的疼痛。疼痛是比较普遍的。针对这些疼痛最常用的一个穴位就是肩髃。尽管它的作用单一，但在临床上使用频率非常高。所以大家一定要把它掌握住，不要找到后面那个凹陷，前面那个凹陷才是肩髃。

本经的最后一个穴位就是迎香。它是手阳明大肠经的交会穴，本经"左之右、右之左，上挟鼻孔"，到迎香这里来，然后到山根，和下一条经足阳明胃经相交。所以迎香既通大肠又通胃。

迎香的取法：从正面看每个人的鼻翼都有一个弧度，在鼻翼外缘的中点，弧度的中点，从这个中点向鼻唇沟引一条垂线过去，正好交在这个鼻唇沟中。我再一次提示大家：在平面上要确定一个点，一定要找两条线相交，你们要千方百计地找两条线，才能够确定唯一的一个点，你的任务才能完成。实际操作时，你们要按照这个方法来，问一下自己："这两条线我清不清楚？"其实书上描述得最简洁，你可以定义其他的线，只要是这两条线在这里相交都可以。

迎香对鼻不知香臭这种情况有非常好的疗效，刺激它能够恢复嗅觉，且它就在鼻子旁边，显然能够治疗鼻部的疾病，可主治鼻塞、鼻渊、鼻衄等。鼻塞也有各种各样的原因，既有外感，又有内伤，还有各种各样的经脉问题，所以鼻塞看起来简单，其实牵涉的疾病很多。鼻渊就是在鼻后方有几个窦，我们称之为"渊"，就是深渊的意思，一旦出现鼻渊，就像掉进深渊一样，深不可测，随便你怎么治，就是反复发作鼻塞、流鼻涕，这实际上是一个很不好治的病症。

迎香还可以治疗面肿、面痒、口歪，这些也属于颜面局部的病症，可以看成迎香的近治作用。

迎香还可以治疗胆道蛔虫病，现在比较少见了。在 20 世纪六七十年代，特别是偏远一点的农村，小孩子不讲卫生，结果蛔虫病就很多。有时蛔虫没有停留在肠道，而是沿着小肠往上走，到了十二指肠时有一个括约肌，这个括约肌平时是闭紧的，当食物来了以后，这个括约肌就会打开，胆汁就会流出来，协助消化食物里的脂肪等。蛔虫就喜欢钻那个小孔。人类的括约肌发育得很好，很强大，有一点点小孔也能够封闭，所以它只有一点点凹陷。蛔虫一见到凹陷就想扎进去，但又钻不进去，因为它越往里面钻，这个括约肌就关闭得越紧。结果它钻不进去，但又退不出来，就被括约肌死死地卡在那个地方了，蛔虫乱动、乱摆，人体就不舒服了。这时反射性引起括约肌痉挛，出现比较强烈的疼痛。如何让疼痛缓解？一是这个蛔虫钻进去了，但是这个概率很小，因为这个括约肌实在是太强了；二是等蛔虫退出来，否则疼痛就会一直持续下去，最后在这里发炎或者引起更严重的情况。由于括约肌闭锁，上边的胆汁就潴留在胆管系统，但胆囊的储蓄容量是有限度的，当胆管的胆汁潴留得比较多时，胆囊内压升高到一个水平的时候，就会引起全身性发热。剧痛、高热就是胆道蛔虫的典型表现，而且那种剧痛到什么程度？病人在床上跪着，想用膝盖把这里顶住但都顶不住，就疼痛得不行。你若在晚上听过一次他叫的那个声音，太凄惨了，以后你就忘不了。你看一下他的年龄、居住环境、症状，几乎就可以肯定是胆道蛔虫。

大家可以想象，解决问题的主要方法是什么？就是要想办法把括约肌打开一点，蛔虫被卡了一次以后，它就会自动退回去，这是最安全的，实在不行让它钻进去，它也是死路一条，最后还是排出来，或者形成结石。你得一个问题一个问题地解决，先不要管有没有结石，先把疼痛给解决掉。

我们民间有很多方法，比如喝醋、吃酸的东西，但是最直接的方法就是扎迎香：从迎香扎进去，然后把针倒下来，迎香往四白的方向进针；或者反过来，从迎香往颧骨的上方扎。这是一个经验之举。目前不知道其机制，有可能是扎了以后能够让括约肌短暂地开放一点，这时蛔虫知道前面进不去，干脆退回去了，就缓解了疼痛。然后你再使用一些驱虫药物来解决问题。问题的核心在于要紧急消除疼痛，否则就会出大事。

好，我们的课就上到这里。

三、足太阳膀胱经系统及其腧穴

现在大家有什么问题？

同学：老师，我想问，小儿食指络脉中络脉的实质是身体上的静脉吗？

对，就是静脉。

同学：不是说经络实质还没有找到吗？

小儿看食指络脉，实际上就是看一条静脉，但不等于说经络是静脉系统，因为静脉系统的功能不完全符合经络总体的功能，经络可能涵盖动、静脉系统甚至神经系统，甚至"神经－体液"系统，这还需要进一步研究。大家注意，只用单一的现代医学的一个系统对应中医的经络系统，这是不行的，因为二者没有办法完全吻合。凡是显露的这些结构，都是我们的血络，即中医经络系统的概念有可能涵盖了西医的很多个系统，这不矛盾。比如在腘窝发现了静脉显露，它们就是足太阳膀胱经的血络。比如对于腰痛，可以在腘静脉上刺血，也叫刺膀胱经系统。我们不要把概念弄僵化了，不要一定说经络就是静脉系统等。

足太阳膀胱经系统见图 2-5。

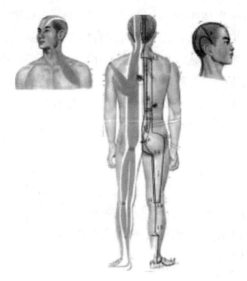

图 2-5　足太阳膀胱经系统

现在让我们来看一下足太阳膀胱经的经脉循行。它起于目内眦，上额，交会于巅顶（百会），可分为如下四支。

巅顶部支脉：从头顶到颞颥部。

巅顶部直行的脉：从头顶入里联络于脑，回出分开下行项后，沿肩胛部内侧，挟脊柱，到达腰部，从脊旁肌肉进入体腔，联络肾脏，属于膀胱。

腰部支脉：向下通过臀部，进入腘窝内。

后项部支脉：通过肩胛骨内缘直下，经过臀部下行，沿大腿后外侧与腰部下来的支脉会合于腘窝。从此向下，出于外踝后，沿第五跖骨粗隆，至小趾外侧端（至阴），与足少阴经相接。

本经腧穴主治目、头、项、背、腰、下肢部病症及神志病。背部第一侧线（距后正中线 1.5 寸）的背俞穴及其与第二侧线（距后正中线 3 寸）相平对的腧穴，主治与其相关的脏腑病症和有关的组织器官病症。它的络脉、经别和经筋的情况如下，同学们可以自学。

足太阳之别，名曰飞扬。去踝七寸，别走少阴。实则鼽窒，头背痛；虚则鼽衄。取之所别也。

足太阳之正，别入于腘中，其一道下尻五寸，别入于肛，属于膀胱，散之肾，循膂，当心入散；直者，从膂上出于项，复属于太阳，此为一经也。

足太阳之筋，起于足小趾，上结于踝，邪上结于膝，其下循足外侧，结于踵，上循跟，结于腘；其别者，结于腨外，上腘中内廉，与腘中并上结于臀，上挟脊上项；其支者，别入结于舌本；其直者，结于枕骨；上头，下颜，结于鼻；其支者，为目上网，下结于頄；其支者，从腋后外廉结于肩髃；其支者，入腋下，上出缺盆，上结于完骨；其支者，出缺盆，邪上出于頄。其病小趾支，跟肿痛，腘挛，脊反折，项筋急，肩不举，腋支，缺盆中纽痛，不可左右摇。治在燔针劫刺，以知为数，以痛为输，名曰仲春痹也。

现在我们讲足太阳膀胱经的第一个穴位睛明。睛明直接和眼睛的视觉功能相联系，这是一个很重要的穴位。

睛明的定位：同学们互相观察一下，当闭着眼睛的时候，在目内眦稍内侧的地方，上边有一个小小的凹陷就是睛明。目内眦也是我们很多经脉汇聚的地方，比如手太阳小肠经、手太阳大肠经、任脉、督脉都会走到此处，这实际上与眼的视觉功能有非常重要的联系。

所有的眼疾，涉及视物不清或者视物不能的状态，睛明都可以随证选用，注意随证选用是最重要的功能。

睛明可以治疗急性腰扭伤，做剧烈活动时，突然不小心把腰部扭到了，一是发作比较快，二是病史非常清楚，多发在年轻人群，老年人也有，但是相对来说少一些，因为老年人毕竟好静一点，随时都会注意自己的腰。体力劳动者也容易出现腰扭伤，我们可以紧急扎睛明。以后还要讲一些穴位，效果可能跟睛明差不多，但操作更加安全。不过这里，大家记住，睛明有治疗急性腰扭伤的功效，其道理就在于它是膀胱经的第一个穴位，而足太阳膀胱经整个挟着脊柱，经过腰膂。腰扭伤，实际上就是脊旁的肌肉损伤，可以选用睛明。另外就是剧烈的坐骨神经痛也可以选睛明。

睛明还可以治疗心动过速，尤其是那种一过性心动过速，只用手简单地按压睛明，就可以起到缓解心动过速的作用。

刺睛明的操作要求很重要。一般来说可以直刺，但要掌握眼睛的构造。眼球后面的比较致密的组织，包括神经、血管等，称为眼隙。在眼眶和眼隙之间充满了很多疏松的结缔组织。请大家注意，我们的眼眶，你自己按按看，眼球的四周是非常松的，以利于眼球上下左右活动，这里若是比较硬的话，眼球活动起来会比较累。疏松既有一利，则必有一弊，弊就在于这里对周围组织的压力比较小，一旦碰破了，没有正常的压力压住的话，它就容易出血止不住。为什么我们一般不在意小伤口，因为一会儿血自己就会凝固。这除了和我们血中本身有一些凝血因子有关系，也与正常组织有适当的压力正好能够压住比较小的伤口有关。眼隙因为压力不够，就没有办法止血而不断地出血，这是它的缺点。

如果扎承泣，一般是把眼球限制在正中位，或者是稍稍向上推一些，然后扎进来。扎睛明时则应该用押手，把病人眼球稍稍向外推一点，这样眼球与鼻的间隙就扩大了，针顺着间隙扎进来，睛明这里不要扎得太深，比较强烈的针感会顺着眼隙往颅内传导，很明显的一个"得气"的标志就是病人整个眼马上就红了，一下眼泪就出来了。这时我们就不要再做其他动作，不要往深里去，眼区的穴位不要这样提插、捻转，即使突刺的时候，也只把针顺着间隙放进去，比较平稳轻柔地用力量把针轻轻往里面送，不要提插，否则容易出血。如果一直保持一个压力把针扎进去，即便出血，这个针本身也会压住针孔。针扎进来就可以了。扎眼区的穴位一般不要留针，"得气"以后就取针，并且要长时间地压闭针孔，以免里边再出血，让它自动凝血。

以后整个眼区的穴位，比如球后这样的穴位，我们都可以仿照这样的方法来进行治疗。只不过我们要注意手势，在我们的手法没有达到一个标准之前，建议大家不要轻易试这个穴位。当你对针没有很好的控制力的时候，先不要扎这个穴位。

第二个穴位就是攒竹。"攒"是"聚集、会聚"的意思。"竹"用于形容我们的眉像一片竹叶，诗人把它叫作"蛾眉"。攒竹就是在这片竹叶的端头——眉头上会聚，我们在按它的时候，可以按到一个凹陷，这是我们框上神经的一个切迹。如果你使劲按它，会非常疼痛。在临床上判断一个病人是昏迷嗜睡，还是假装昏迷，我们就按攒竹，稍微使劲一点，一般的病人他都会回避，因为太疼了。如果是嗜睡的病人，他眉头也会皱，也会做轻微的躲避动作。昏迷的病人就没反应了，浅昏迷的病人还有一点点反应，深昏迷的病人就完全没反应了。

攒竹疗效最佳的是治疗阳明经的头痛，也就是前额疼痛，这是攒竹最好的适应证。另外选它可以治疗眼睛的疾病，比如目视不明、迎风流泪、目赤肿痛等。

攒竹的针刺方法是横刺，从攒竹往眉中这里刺，眉中这里是一个经外的奇穴，两边都有一个穴位，一般来说 0.5~0.8 寸就行了。

风门在背部，第二胸椎棘突下，旁开 1.5 寸。有同学说肩胛骨上角平第二胸椎，这个不确定，这种定位法要受肩胛骨的影响，基本的路径就是先把第七颈椎确定下来，从第七颈椎往下摸，第一个椎体就是第一胸椎，第二个椎体就是第二胸椎。肩胛骨的位置因人而异，可能有各种各样的变化，特别是长期体力劳动者或者是长期不劳动者，他们的肩胛骨的位置有可能出现移位，不是太准确，而我们确定第七颈椎是很容易的，以此参照，确定第二胸椎的棘突下旁开 1.5 寸。1.5 寸怎么确定？首先肩胛骨的内侧与脊柱这个后正中线距离是 3 寸，它的骨度分寸是 3 寸，而后正中线和沿着肩胛骨内侧线这两条线之间，就是我们的 1.5 寸这条线。注意，这条线我们称之为膀胱经在背侧的第一侧线，非常重要，下面我们要讲的很多穴位都在这个第一侧线上，所以大家要把它记住了！

风门可以治疗感冒、咳嗽、发热，这就是针对风邪而设立的，既然风邪容易从这里出入，在这里扎针，显然就有祛风退热的作用。同时它在人体的上背部，故可以治疗项强、腰背疼痛。我的一个导师在预防流行性感冒的时候，就在风门扎针，他不让这些学生喝什么大叶桉、小叶桉的大锅汤，因为效果很难说，他就是给这些健康者扎风门，用很长的针，一般是两寸五的针，沿着风门往下刺，"得气"以后留针，然后取出来，预防流行性感冒的效果还不错。

这里说的斜刺有两个方向：一是顺着膀胱经的经脉向下刺，二是往脊柱的方向刺，这是在膀胱经第一侧线上。请大家注意，因为胸廓是扁圆的，所以在第一侧线的斜刺一定要向内，向脊柱方向刺。要正好躲过这个弧线，你看这样刺下来就没事，但是如果往外侧刺，你就刺进肋骨了，就容易出问题，肋骨内外两端弧度正好是反的。对于风门，这两个方向的斜刺几乎就是平刺，我的导师喜欢用的就是两寸五的针，沿着皮这样刺下来。或者就向内平刺，也不会出现问题。

下面就讲很重要的背俞穴了。背俞穴在膀胱经的第一侧线上，不仅蕴藏膀胱经的经气，而且是脏腑之气输注到体表最短的通路，因此背俞穴在诊断上和治疗上的意义都非常重要。在诊断上，背俞穴能最早反映出我们内部发生的变化，如果某个背俞穴有比较持续的压痛，往往意味着这个脏或腑已经出问题了。如果你重视这样的信息，你的诊断水平会很快提高。既然距离最短，又最早表现出来，那么我们在这里针刺的效果也最快，所以背俞穴是治疗脏腑病的要穴。

肺俞的位置正好和"华盖之脏"——肺相当，在所有的背俞穴中，肺俞位置是最高的，它在第三胸椎的棘突下旁开 1.5 寸。既然我们前边第一胸椎、第二胸椎都已经摸到了，第三胸椎摸起来也不是太难，然后旁开 1.5 寸，就是肺俞。肺俞主要治疗肺病。肺一旦有邪，功能有障碍，首先表现为咳；然后是喘，喘就是我们的气息有点不利，气比较促；咯血，就直接吐血，我们要区分一下，血究竟是咯出来的，还是从胃里面呕出来的。肺络受到邪热或其他邪气的影响，造成脉络的损伤而血溢出来就是咯血。第二组症状就是骨蒸、潮热、盗汗，最常见于消耗性疾病，比如肺结核。肺结核是肺俞穴最主要的一个适应证。

对于腰背疼痛，尤其是上背部疼痛，我们可以选肺俞。有一个常见的病叫作"第三胸椎棘突综合征"，就是第三胸椎有持续的疼痛，第三胸椎是仅次于颈椎的很容易出现损伤的部位，因为我们的头部、颈部要转动，除了颈项部转动移位，第三胸椎也是一个移位点，容易磨损而导致问题，再加上我们长期伏案等会引起这儿的损伤。而肺俞就在第三胸椎旁开 1.5 寸，很明显，完全可以选肺俞来治疗。

肺俞直刺，刺得稍微浅一点都没问题。斜刺也是两个方向都可以：一是向下，向下相对比较安全；二是向内。但不要深刺。大家一定要搞清楚，斜刺就是针和皮表成 45°这样进去，不能垂直深刺。

由于以前讲特定穴时专门提出背俞穴来讲，这一类俞穴的总体情况都已经介绍了，所以现在重点看一看它的定位。现在看心俞，它与心在一致的水平，在第五胸椎棘突下旁开 1.5 寸。心的各式各样的病症都可以选心俞来治疗。

膈俞是一个很重要的穴位，它是八会穴中的血会穴，在第七胸椎棘突下旁开 1.5 寸，我们如果从第一胸椎这样摸下来就显得麻烦，我们可以通过肩胛骨的下角来确定，让病人端坐，当整个背部比较直时，肩胛骨的下角水平对过来的位置，就是第七胸椎。大致是在第七胸椎的这个棘突下旁开 1.5 寸，两方取穴，这个就是膈俞。它可以治疗各式各样的血病，比如皮下出血甚至白血病等，还可以治疗咳、喘、呕吐、呃逆、潮热、盗汗、风疹、瘾疹、皮肤瘙痒等。不一定要扎针，我们可以选择艾灸或者用其他的刺激方法。白血病病人整体的免疫能力比较差，请大家注意避免创伤性治疗，因为正常人不会感染，但白血病病人则有可能感染，所以就要小心，操作时一定要注意手、针具的消毒，如果治疗环境较差，最好还是不要扎针。此外，对于贫血，我们选膈俞是比较合适的，中医辨证认为有血虚状态，我们也可以选择膈俞，针刺的方法跟前面讲的差不多。

肝俞就是第九胸椎棘突下旁开 1.5 寸。当然肝俞可以治疗肝脏的一些病症，大家看一下书上的叙述。

到了第十胸椎，就是胆俞了，在第十胸椎棘突下旁开 1.5 寸。如果是肝胆问题，我们就可以在第一侧线上第九胸椎棘突和第十胸椎棘突这两个地方探查一下，比如你怀疑病人有胆结石，就可以在第十胸椎棘突这里探一下，做出诊断，胆俞是疏利肝胆的穴位，针刺的方法也是斜刺。

脾俞在第十一胸椎棘突下旁开 1.5 寸。第九、第十、第十一、第十二胸椎棘突下旁开 1.5 寸，分布的都是比较重要的俞穴。胃的背俞穴是在第十二胸椎旁开 1.5 寸。一般先把第二腰椎确定的。第二腰椎又是通过下面的第四腰椎来确定，也可以从前边数这个肋骨，游离的肋骨就是第十二肋。这个穴位主要治疗胃痛、呕吐、腹胀、肠鸣及腰背疼痛。大家注意，背俞穴一般有两大主治，第一大主治针对其本脏本腑，第二大主治针对其局部，所以局部的腰背痛我们就可以选相应的背俞穴来治疗。叙刺 0.5~0.8 寸，没问题的。

背俞穴见图 2-6。

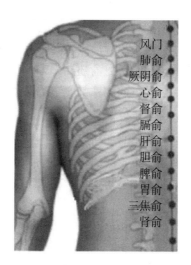

风门
肺俞
厥阴俞
心俞
督俞
膈俞
肝俞
胆俞
脾俞
胃俞
三焦俞
肾俞

图 2-6　背俞穴

三焦目前被认为是一个无形的腑，它有上、中、下的区别，有"上焦如雾，中焦如沤，下焦如渎"三大功能。三焦俞在第一腰椎棘突下旁开 1.5 寸，三焦俞和下面的第二腰椎旁的肾俞联系非常紧密，但通常我们选肾俞而不选三焦俞，三焦俞主要治疗水肿、小便不利、腹胀、肠鸣、泄泻、痢疾等。

大家要重视肾俞，它是肾的背俞穴，也是临床上用得比较多的穴位，它在第二腰椎棘突下旁开 1.5 寸。第二腰椎的定位：确定第四腰椎。第四腰椎要从髂后上棘开始定位，这前面是髂前上棘，这后面是髂后上棘，你看我们的腰带正好是挎在前、后上棘上的，这样裤子就不会掉下来，两边就是四个点把腰带挎住，从后上棘水平这样过去，正好就是第四腰椎的椎体，注意不是椎间隙，它正好在这里要高一点，但是我们稍微向下斜，摸一下就会摸到第四腰椎的棘突，旁开 1.5 寸是大肠俞。第四腰椎找到后，我们再往上点数，腰椎的椎体是最好数的，因为椎体特别大，所以摸到第四腰椎，向上一个就是第三腰椎，再向上就是第二腰椎。第二腰椎棘突下旁开 1.5 寸就是肾俞。

肾俞可以治疗很多病症。有的老师教学生，只要是症状找不到归纳的，你就往肾上去思考，你说是肾虚，病人都还点头，很多病人最愿意听你说他肾虚。肾虚可致头昏目眩、耳鸣、耳聋、水肿、气喘、泄泻、遗精、阳痿、遗尿，女性的月经不调、带下。教材上所列出来的还是非常少的部分。在治疗时，针灸医生更多把肾俞运用于治疗腰背疼痛。腰背疼痛的病因实在是太多了，有句俗语叫作"病人腰痛，医生头痛"，一看到腰痛的病人，医生的脑袋就大了。所以我们在临床应用的时候，重点是用它治疗腰背疼痛。大家注意，到了腰部之后，针刺操作整体上就安全了，可以直刺，完全没有背部的这种顾忌，只是直刺的深度要控制一下，不要刺太深，直刺 0.5～1.0 寸就足够了。

下面是气海俞，在第三腰椎棘突下旁开 1.5 寸。气海俞主要用于培元益气、强腰壮骨。前面讲三焦俞我们经常用肾俞来代替，其实气海俞，我们也通常用肾俞代替，所以选肾俞比选三焦俞和气海俞还要多。

下面的大肠俞很重要，它在第四腰椎棘突下旁开 1.5 寸。不仅因为它是大肠的背俞穴，更重要的是它的位置正好是在第四腰椎的旁开部位，这是我们人身上最重要的部位，是人的重心所在。我们所有的活动都要把力量会聚在这里。凭骨骼标本来想象，整个人体就是在这一段由骨头联系着。人体的上半部和下半部都有各种各样的分支，而只有在这里就是一根柱子，我们的上半身或者下半身任何一个动作做出来的时候，所有的力量都要引到这里来，通过肌肉把力量一级一级传导过来，最后传导到第四腰椎、第五腰椎的位置上，这是人容易损伤的地方。它受的力太多了，磨损也就接着来了。大肠俞就是最重要的治疗点，也是针灸科经常要处理的地方，这是一个重要、常用、使用频率极高的穴位。

小肠俞在骶部，看一下就行了。

然后就是膀胱俞，也在骶部。下面是八髎穴，这八个髎穴都位于骶后孔，一边有四个，分成上、次、中、下，组合起来人身上有八个这样的髎穴。

上髎穴在第一骶后孔中，我们摸骶后孔时要仔细，一定要摸到孔洞后再把针扎进去。上髎可以治疗很多疾病，包括女性月经不调、赤白带下、阴挺，男性遗精、阳痿，另外对于大小便不利、腰骶部疼痛，我们也可以选择上髎穴。

但是上髎穴的应用不如次髎穴。次髎穴在第二骶后孔中，我们摸到上髎穴，然后这样折进去，摸到次髎穴。次髎穴用于调经是很常见的，治疗月经不调、痛经、带下、小便不利、腰痛和下肢痿痹。针顺着骶后孔扎进去，可以扎 1.0～1.5 寸。后边两个髎穴我们就不讲了。

八髎穴位置图见图 2-7。

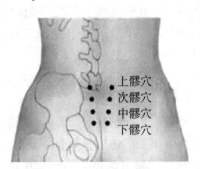

图 2-7　八髎穴位置图

下面我们来讲承扶，它在臀横纹的中点。从穴名来说，"承"就是受、承重的意思，而"扶"是木、扶桑、扶桑树，所以"扶"和木架有关系，下面这里就像一个木头架子，在那承着我们的重量。另外"扶"还和风有关系，有一种风叫

"扶风"，比如"扶摇直上九万里"。承扶还是我们下半身受风邪或者说风邪稽留的一个重要位置。我们可以扎承扶治疗腰、骶及臀部的疼痛，或者痔疮等。操作安全，效果很好。

殷门在承扶和委中的连线上，治疗腰痛、下肢痿痹，在处方中可以配进去，但是不是最重要的穴位，不是主穴，一般是作配穴用。

委阳是三焦经的下合穴，合治内腑，指的是下合穴治内腑，本来足阳经就有三条，它的合穴本身就是其下合穴，而手三阳经下合穴是在足上，下合于足三阳，委阳是三焦经的下合穴，它在腘窝横纹的外侧端。让病人俯卧，小腿稍微屈曲抬一下，腘横纹是很清楚的。股二头肌肌腱很大，是一个比较容易找的体表标志。委阳除了可以治疗腰脊强痛、小腹胀满、小便不利，还可以治疗腿足的拘挛疼痛及痿厥等病症，可以直刺。

现在重点讲委中，它在腘横纹的中点。

在四总穴歌中，有"腰背委中求"的说法。委中是治疗腰背疼痛的要穴。凡是各种类型的腰痛，不管是寒湿、风邪、损伤、挫伤，只要有腰背疼痛，选委中治疗肯定不会错。请大家注意"要穴"的概念，很多的穴位可以治疗腰背疼痛，它们可以随证配伍，替换使用，一旦说到要穴，这个穴位就不是替换使用而是必须要选用。委中是足太阳膀胱经的合穴，是一个反应很强的穴位。另外，它又是本经的下合穴，对于膀胱腑病，我们也常选下合穴治疗。委中这两个穴性都很重要。

委中可以治疗小便不利、遗尿。既然委中是膀胱的下合穴，那它治疗膀胱腑病肯定没有疑问。

委中还可以治疗腹痛、急性吐泻、中暑、丹毒，这是它的一些特殊治疗。不管是阳暑还是阴暑，我们都可以在委中放血，效果是非常好的。在最热的时候，或者在户外停留时间太长了，日照时间太长，就可以自己掐，蘸一点水也可以，用唾液也可以，反复地在那个地方掐，也可以紧急地缓解中暑的症状。

委中有多种刺法：一是可以直刺，在治疗腰背疼痛、下肢痿痹时，如果不是发现有比较明显的气滞血瘀的症状，一般直刺 1.0~1.5 寸，注意直刺的时候要避开穴下的动脉。而如果发现有比较明显的气滞血瘀的症状或其他情况，可以用三棱针来点刺，一般比较严重的腰腿疼痛，这个痛处固定，我们就可以在委中附近找寻血络，直接把这个血络刺破放血，可以出 10 毫升左右的血，血可以整个小腿都流满，你不用止它，就让它流，流得多一点，效果会更好，但也不能让血一直流下去。一般来说在委中这里放血是放得比较多的。至于出血量怎么来掌握，怎么能既不伤到病人的正气，又能够除去他的瘀血，就需要下功夫去研究。

四、足少阴肾经系统及其腧穴

同学们，大家好！今天我们开始讲足少阴肾经。先请一位同学把经文读一下。

同学：肾足少阴之脉，起于小趾之下，斜走足心，出于然谷之下，循内踝之后，别入跟中，以上踹内，出腘内廉，上股内后廉，贯脊属肾，络膀胱；其直者，从肾，上贯肝、膈，入肺中，循喉咙，挟舌本；其支者，从肺出，络心，注胸中。

读得非常好。现在我们来看看足少阴肾经的视频。

视频：足少阴肾经，简称肾经。循行部位起于足小趾下面，斜行于足心（涌泉穴），出行于舟骨粗隆之下，沿内踝后缘，分出进入足跟，向上沿小腿内侧后缘，至腘内侧，上股内侧后缘入脊内（长强穴），穿过脊柱，属肾，络膀胱。本经脉直行于腹腔内，从肾上行，穿过肝和膈肌，进入肺，沿喉咙，到舌根两旁。本经脉一分支从肺中分出，络心，注于胸中，交于手厥阴心包经。

足少阴肾经的经脉循行：起于足小趾下，接续了与它相表里的足太阳膀胱经的脉气，斜走足心（涌泉），然后出于舟骨粗隆下，这个部位古称"然谷"，而肾经在此有个穴位就叫"然谷"；沿内踝进入足跟。请注意肾经在我们的内踝绕了一个小圈，这是一个比较重要的地方，内踝是足少阴肾经所过之地，有几个比较常见、使用频率比较高、效果比较好的穴位就在这一个圈中。进入我们的后足跟，与跟骨相连，为什么我们有些中老年人足后跟疼痛，找中医大夫看说是肾虚？因为足跟是和肾经相连的。然后再沿着内踝，再向上行于小腿肚内侧，出于腘窝内侧半腱肌腱与半膜肌之间。大家在自己腿上摸一摸，在我们膝内侧的两根肌腱之间。好，进入膝，再往上走，进入股部以后，它就分为体外的这一支和体内的这一支。体内的这一支更重要，它又经大腿内侧后缘向上循行，贯入脊柱中，注意这个"贯"字，说明此经全面与人身的脊骨脊髓相贯通，是"肾主骨生髓"重要功能的形态学基础。要注意它是沿着脊柱椎体的前方上行。我们后面要学的督脉是从脊柱骨的正中上行的，膀胱经及其经筋是护着脊柱的。整个脊柱的经脉循行是非常重要的。通过脊柱以后，属于肾，联络膀胱，还出于前（中极，属任脉），另有分支向上行于腹正中线旁开 0.5 寸，然后胸部前正中线旁开 2 寸，止于锁骨下缘（俞府），然后上入于心，这就是我们说的它的胸腹部这一支。肾部直行脉，从肾向上通过肝及横膈，进入肺中，是它在体内的循行路径。然后从肺沿着肺系，经过喉咙，挟于舌根两侧。肺部发一个支脉，从肺部出来之后，络心，流注胸中，与手厥阴心包经在胸中交会。

　　足少阴肾经系统见图 2—8。

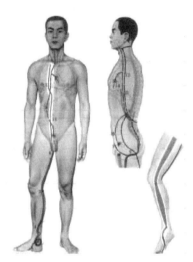

图 2—8　足少阴肾经系统

　　从循行可以看出，肾经联系肺，由肺然后再往上，沿着咽喉往上走，系于舌根。肺部这条支脉，进入心，在胸中交给手厥阴心包经。从膀胱这里就浅出到体表来，行于腹部，再上行于胸部，这就是足少阴肾经在体表的基本循行。足少阴肾经在体内循行之所以重要就在于它把我们六脏中的肾、肝、肺、心和心包都直接联系起来，当然与膀胱腑也有直接联系，又与跟骨、脊骨脊髓、喉咙及舌根相连。因此，肾经是一条非常重要的经脉。

　　除了了解足少阴肾经的循行，还需要从结构上掌握肾经与人体多个组织器官甚至系统有密切的生理联系，也有非常重要的生理功能。这些生理功能大多数都概括在肾的功能中，这是我们中医基础理论中藏象学说中要重点学习的。

　　足少阴之别，名曰大钟，当踝后绕跟，别走太阳；其别者，并经上走于心包下，外贯腰脊。其病气逆则烦闷，实则闭癃，虚则腰痛，取之所别者也。

　　足少阴的络脉也比较有特色，足少阴之别，名曰大钟，这个脉叫大钟脉。"当踝后绕跟，别走太阳"，它正好是在内踝的后方，绕着跟部别走太阳。它和足太阳相联络。除了直接交通到与它相表里的足太阳经，它还有一个别脉。"其别者，并经上走于心包下，外贯腰脊"，这就是它的一个比较有特色的地方。络脉除了完成交接，相互沟通表里，还发出一个支脉，循着这个足少阴经往上走，一直交到心包之下，再从心包这里出来，贯腰脊。这个络脉如果出现了病症，有三种情况：一是这个络脉出现气逆表现，肯定是心包有问题了，胀满、烦闷；二是实证状态表现出小便不利，小便闭就是完全没有小便，癃，就是小便点滴，不通畅，这种情况，实则闭癃，虚则腰痛；三是这条络脉发生虚证，就表现出腰痛。这三种情况我们都可以取它的络脉、络穴来治疗。

足少阴之正，至腘中，别走太阳而合，上至肾，当十四椎出属带脉；直者，系舌本，复出于项，合于太阳，此为一合。

足少阴的经别是从正经往上走，到了腘窝这里，别走太阳，我们在讲足太阳经的时候，曾经讲到过足太阳的经别，它要在腘窝上边，也就是股内侧、股后侧这里和足少阴的经别相合。所以它在腘中又和太阳相合，然后走到肾，十四椎这里，出属带脉。十四椎在哪里啊？十四椎如果是从第一胸椎这样数下去，到了十二胸椎，再往下走，第一腰椎，第二腰椎，正好就是在第二腰椎这里它就出来了，带脉也是这样过来的。它从十四椎这里出来之后，连属奇经八脉的带脉，这是它的经别。

注意这个经别指除了太阳经和少阴经本经的循行以外，还多出来一条两经共有的通道，而且这条通道要直接和肾相连，这是它的经别的作用。它的直者，也要系舌本，复出于项，合于太阳，从背后，从我们的项部出来，正好就合到足太阳经上，这就是足太阳膀胱经与足少阴肾经这两条互为表里的经脉在六合之中所形成的第一合。这种表里两经相合的关系，都是由各条阴经之经别上行并联系于与其相表里之阳经的正经而形成的，其他表里经的相配关系莫不如此。所谓的经别，其实也都是正经，只不过是别道而行的正经罢了，这样就构成了一个新的循环路径。经别主要用于加强表里、内外的沟通作用，特别是经别直接深入体腔，这是一个比较重要的地方。

下面就讲足少阴的经筋，大家注意它的皮部。我们没有把皮部单独列出来讲，所以大家能够了解就行了。

"足少阴之筋，起于小趾之下，并足太阴之筋。"它在足小趾这里，它和足太阴的经筋相合、相并，足太阴脾经的经筋从大趾的内侧往内走，在这里两条经相合，然后"邪走内踝之下，结于踵"。跟骨的疼痛，或者是这里受伤，一般认为是肾虚的表现，为什么？因为足少阴的经筋斜在这里，它的经脉也要在跟骨这里相联系。"与足太阳之筋合，而上结于内辅之下"，这里上结于内辅骨之下，"并太阴之筋"，它又和太阴之筋相并，太阴的经筋也是比较强大的，但是足少阴的经筋总是和足太阴的经筋靠在一起,"而上循阴股",往上走,经过这个股部,经过阴部,"结于阴器",太阴经的经筋和少阴经的经筋都要在阴器这个位置相结,结于阴器。然后"循脊内挟膂,上至项",循脊内,我们现在叫前纵韧带,前纵韧带就是靠足少阴的经筋附着在这里,让我们的脊柱不能往里位移,从而把脊柱固定住。这是非常重要的固定脊柱的一个肌肉性结构,属于足少阴肾经的经筋。"循脊内挟膂,上至项",一直到项,由足少阴肾经来衬的,"结于枕骨",所以它结在这里,然后这样下来,整个这一条区带都是足少阴肾经的经筋。"与足太阳之筋合",合于足太阳之筋。

如果足少阴的经筋出现病变,那么通常是"其病足下转筋,及所过而结者皆痛及转筋",转筋在这条经筋表现得比较突出。我们在讲足太阳膀胱经的时候,曾经谈到腿抽筋,就是腓肠肌痉挛,其实和足少阴经筋也是密切相关的。如果"病在此者,主痫瘛及痉",痫是指癫痫,癫痫的主要症状也是抽搐,"瘛"指这个肌肉不断地跳动、蠕动,痫、瘛、痉,痉就是处于痉挛的状态,特别典型的就是角弓反张,这是最严重的痉证。"在外者不能俯",就是在外者,不能够动,"在内者不能仰",俯仰受到这个经筋的支配。所以"故阳病者,腰反折不能俯;阴病者,不能仰",这时我们就要选足少阴的经筋来治疗。"治在燔针劫刺,以知为数,以痛为输。在内者熨引饮药,此筋折纽,纽发数甚者死不治,名曰仲秋痹也。"如果本经出现折扭,反复发作,严重时就会导致生命终结,这就是足少阴的经筋,主管脊柱的活动,是非常重要的。

当足少阴肾经出现病理变化的时候,又会发生什么情况呢?这就是下面足少阴肾经病候要研究的内容,从生理联系和生理功能,再到病理变化。请这位同学朗读一下。

同学:是动则病饥不欲食,面如漆柴,咳唾则有血,喝喝而喘,坐而欲起,目𥆦𥆦如无所见,心如悬若饥状,气不足则善恐,心惕惕如人将捕之,是为骨厥。是主肾所生病者,口热舌干,咽肿上气,嗌干及痛,烦心心痛,黄疸肠澼,脊股内后廉痛,痿厥嗜卧,足下热而痛。为此诸病,盛则泻之,虚则补之,热则疾之,寒则留之,陷下则灸之,不盛不虚,以经取之。灸则强食生肉,缓带披发,大杖重履而步。盛者,寸口大再倍于人迎,虚者寸口反小于人迎也。

很好,我们看到足少阴肾经的病候很有意思。这里"是动""所生"的意思,前面已经讲过了。足少阴肾经之经气发生异常的变动,就会虽觉饥饿却不想进食,面色像漆柴一样黯黑无泽,咳唾带血,喘息喝喝有声,刚坐下去就想站起来,视物模糊不清,以及心如悬挂在空中似的空荡不宁,就好像处于饥饿状态。气虚不足者,常常会有恐惧感,其病证发作时,病人心中怦怦跳动,就好像有人要来逮捕他。以上这些病证叫作骨厥。"骨厥"这个病名，现代已经不用了。

足少阴肾经上的腧穴主治肾脏所发生的疾病，其症状是自觉口中发热，舌头干，咽部肿胀，气息上逆，喉咙干燥而疼痛，心中烦乱，心痛，黄疸，痢疾，脊柱及大腿内侧后缘疼痛，足部痿软而厥冷，嗜睡，足底发热并疼痛。

治疗上面这些病证时，属于经气亢盛的就要用泻法，属于经气不足的要用补法；属于热的要用速针法，属于寒的要用留针法；属于阳气内衰以致脉道虚陷不起的要用灸法；既不属于经气亢盛也不属于经气虚弱，而仅仅只是经气运行失调的，要用本经所属的腧穴来调治。

《黄帝内经》提出了使用灸法的注意事项：强调足少阴肾经要使用灸法的病人，应当增强饮食以促进肌肉生长，同时结合适当的调养，比如放松身上束着的带子，披散头发而不必扎紧，从而使全身气血舒畅；此外，即使病人尚未痊愈，也要经常起床，手扶较粗的拐杖，足穿重履，缓步行走，做轻微的活动，从而使全身筋骨舒展。

属于本经经气亢盛的，其寸口脉的脉象要比人迎脉的脉象大两倍；而属于本经经气虚弱的，其寸口脉的脉象反而比人迎脉的脉象小。

本经一共有二十七个穴位，实际上它的重要穴位都分布在下肢，胸腹部的穴位用得不是太多。穴起涌泉，止于俞府。

本经第一个穴位就是涌泉，这个穴名大家都比较熟悉，它是本经的井穴。其定位：足趾跖屈（跖屈，指足尖下垂，足背向小腿前面远离踝关节屈曲）的时候，脚趾弯曲，脚底去趾前 1/3 的凹陷，就是如果把脚分成三份，它在前 1/3 和中 1/3 交界的这个位置上。

它主要治疗的病症是高热、昏厥、中暑、小儿惊风，以及癫、狂、痫等神志病。它的主要作用是开窍、退热、醒神。血压如果比较高，可以在此扎针或用灸的方法，起到退热、镇静、降血压、祛风的作用。它还可以治疗头痛、目眩、咽喉疼痛，以及失声等。这些情况，我们用得稍微少一些。如果同学们遇到那种非常顽固的头痛，什么方法都试过了，还是治不好，我们可以选涌泉来试一下。为什么我们平时用得少？因为这里扎针非常疼痛。我们现在操作，一般是直刺 0.5 ~0.8 寸，但是由于脚上的皮非常厚，如果指力不够根本就扎不进皮下，针老是在皮之间是最痛的，所以一定要突刺，强行地穿破、突破脚底这个皮肤，疼痛才少一些。由于刺激太强，所以一般的病人我们都没有直接扎，都是用灸的办法。对于大便难、小便不利，也可以选涌泉。再有一个就是足心烦热，我们可以选这个穴治疗，一般直刺 0.5~0.8 寸。

第二个穴位就是太溪，它是足少阴肾经的输穴和原穴。定位是在内踝尖与跟腱的中点处。接下来我们来了解一下它的主治：①头晕，咽喉干痛，齿痛，耳聋，耳鸣；②咳血，气喘；③遗精，阳痿，月经不调，小便频数；④不寐；⑤腰脊痛。注意操作时需要直刺 0.5～1.0 寸。

接下来看看照海，这是八脉交会穴（通阴跷脉）。它在内踝尖直下凹陷处。主治：①痫证，不寐；②月经不调，赤白带下，阴挺，小便频数，癃闭；③便秘，咽喉干痛。操作时需要直刺 0.5～0.8 寸。

复溜是足少阴肾经经穴。它的定位比较简单，在太溪穴上 2 寸，跟腱的前缘。主治：①水肿、汗症等津液输布失调疾病；②腹胀、腹泻等胃肠疾病；③腰脊强痛，下肢痿痹。注意操作时需要直刺 0.5～1.0 寸。

阴谷是足少阴肾经合穴。定位在腘窝内侧，半腱肌腱与半膜肌腱之间（大筋之下，小筋之上）。主治：①崩漏，小便不利，阳痿，疝痛；②膝股内侧痛；③癫狂。注意操作时需要直刺 1.0～1.5 寸。《针灸大成》中载有，小便不通，用阴谷、阴陵泉；小便淋漓，用阴谷、关元、气海、三阴交、阴陵泉。

我们来小结一下本经的取穴要点：足底、内踝、跟腱、半腱肌腱、半膜肌腱、腹部第一侧线（前正中线旁开 0.5 寸）、脐、肋骨。

主治重点：肾脏疾病及与肾脏密切相关的膀胱、肺、脾、肝等脏腑的疾病。

1. 肾与膀胱：涌泉治腰痛、善恐、小便不利。然谷治恐惧、遗精、自汗。照海治阴挺、五淋。

2. 肺脏疾病：涌泉治咳嗽少气、咯血、失音。太溪治咳嗽、气喘。照海治咽喉红肿。

3. 肝脾疾病：涌泉治痫证、黄疸、嗜睡。然谷治少腹胀、阴挺、腹泻。照海治小腹偏痛。复溜治四肢水肿、月经过多。

肾经的主治涉及生殖系统。现在妇科疾病及男科疾病主要责之于这一条经脉。肾经和肺、肝、心及咽喉有非常密切的联系。所以对于这些部位所出现的各种各样的症状，我们在很多时候要考虑到肾。这也是我们中医的一个比较有特色的地方，由于经脉直接联系，脏腑的联系更加直接、广泛，造成各个脏腑相互影响，所以在辨证施治的过程中，我们经常要顾及这种相互影响。

五、手厥阴心包经系统及其腧穴

心包经的循行刚才已经看了，关于经文，请同学们自己研究一下，有时光是这样读一下，理解不会太深刻。下面我们来看一下这个经脉循行的动画。

视频：手厥阴心包经，起于胸中，出属心包络，向下通过横膈，从胸至腹依次联络上、中、下三焦。胸部支脉，沿着胸中，出于胁部，至腋下 3 寸处，上行抵腋窝中，沿上臂内侧，行于手太阴经和少阴经之间，进入肘窝中，向下行于前臂两筋，进入掌中，沿着中指到指端。掌中支脉，从劳宫分出，沿无名指到指端，与手少阳三焦经相接。主治病候：心痛、胸闷、心悸、心烦、癫狂、手臂挛急、掌心发热等。

手厥阴心包经系统见图 2-9。

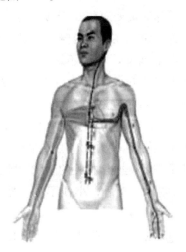

图 2-9　手厥阴心包经系统

实际上手厥阴心包经比手少阴心经的主治范围大一些。中医里有一个观念：心包代心受邪。我们很多精神、心神方面的问题，都是由心包经来主治的。

手厥阴心包经起于胸中，和足少阴肾经在胸中交接，出属心包络，就是在心脏的外围，我们称之为心系的地方。然后往下穿过横膈，历络三焦，分别与上、中、下三焦相联系，因为与它相表里的腑就是三焦腑，所以它有从上焦走向下焦的过程。然后再从胸中出来，横着走，出胸。这里有一个穴位，就是膻中，《黄帝内经》专门给它布置了任务，"膻中者，臣使之官，喜乐出焉"。它不只是督脉上的一个穴位，它还有更重要的作用，心包络要从这里发出来，然后横着走向乳房，联络乳头，最后在乳房的外上象限，喜乐出焉，这是很重要的。能不能喜乐，其实靠你自身的能力。如果你愿意，你永远都是高高兴兴的。一般人认为喜乐和外界有些刺激相联系，其实不是！有些人心想一定要买一辆车，这样就高兴了，但是真的等车买来的时候，没两天又不高兴了。有一点我希望在座的同学搞清楚：喜乐与否是和心包络的功能直接相关的，能体现出我们心包经够不够强。比如我们可以通过心包络来加强喜乐。如果你不高兴了，叩一叩膻中，就会觉得舒服一些。

　　C老师：我说"闷"字就是把心关在门里面。

　　郁闷的时候，我们不妨叩一叩膻中。它的脉络出来以后直接经过乳头，在性活动时它是一个比较重要的器官。它直接和心包络联系，中止的这个部位天池在外上象限，这是乳腺癌高发的一个位置，而乳腺癌与我们的情绪不佳有关系。抑郁时，痰气郁结在手厥阴心包经，女性特别要注意心包络，平时要高兴一点，喜乐一些，这样才能够对抗相应出现的一些变化。这是心包络很有特点的循行。过腋下以后，心包络沿着上肢内侧的中份下行，经过肘中，然后再沿着前臂内侧的中份行于两筋之间，进入掌中，再走向中指，再有分支从劳宫这里分出，然后沿着无名指到其指端，到下一条经的关冲穴，和关冲穴相交接，把脉气交给与它相表里的手少阳三焦经。这就是手厥阴心包经的经脉循行。

　　本经的腧穴主要治疗胃、心的病症，以及很多神志病，还可治疗上臂内侧中份，经脉循行部位的病症。本经只有九个穴位，左右一共有十八个穴位。穴起天池，止于中冲。

　　下面讲它的络脉。"手心主之别""名曰内关"，从去腕两寸这里，即腕横纹上两寸，两筋之间，"出于两筋之间……循经以上，系于心包"。这条络脉系于心包络，实则心痛，虚则头强。所以当心痛出现的时候，要考虑手厥阴心包经的络脉实的状态，虚的状态时出现头项强痛，就可以取它这个络穴来治疗。

　　它的经别，"别下渊腋三寸，入胸中"，循经上来，然后到腋下三寸这里，入于胸中，"别属三焦"，然后再"出循喉咙，出耳后，合少阳完骨之下"，合手少阳三焦经，合于耳后完骨穴。

　　它的经筋，"起于中指，与太阴之筋并行"，起于中指，往上走，走到手腕，并行于太阴，然后"结于肘内廉"，结在肘的内侧，"上臂阴，结腋下，下散前后挟胁；其支者，入腋散胸中，结于贲"。如果手厥阴经筋出了问题，"当所过者支转筋，前及胸痛息贲。治在燔针劫刺，以知为数，以痛为输"，所以胸胁的前后出现问题，包括在胁肋、肋骨这些地方出现疼痛，我们就可以选手厥阴心包经的经筋来治疗。

　　曲泽是本经的合穴，在肘横纹中，肱二头肌肌腱的尺侧缘。我们复习一下，在肱二头肌肌腱的桡侧缘有一个穴位叫尺泽，是肺经的合穴，曲泽是手厥阴心包经的合穴，这就是为什么手厥阴心包经的经筋从腕这里上行以后，就和手太阴的经筋相合。它的两个合穴都在这个肱二头肌肌腱的两侧。取穴很重要的一点是，这个穴一定是在肘横纹上，同时又在肱二头肌肌腱的尺侧。

　　曲泽能够治疗脏腑疾病。在心痛、心悸、胃痛、呕吐比较严重的时候，就可以选曲泽治疗。由于曲泽位于肘臂，如果肘臂出现痉挛性疼痛，也可以选曲泽治疗。另外，热入心包时，营分证出现，经常有烦躁、心烦，就可选它来清泄心包的热。所以曲泽是一个比较常用的穴位，直刺 1.0～1.5 寸，也可以用三棱针点刺。比如我们在退热的时候，可以在这里点刺出血，让心包经的邪热随着血发泄出来。

内关是非常重要的穴位。它是本经的络穴，我们前面已经看过它的循行。它同时又是八脉交会穴，可以通阴维脉。内关在穴性上既是心包经的络穴，又是八脉交会穴通于阴维脉的一个穴位。它的主治非常重要。

内关在腕横纹上两寸，这里有两根肌腱，手腕这样一弯的时候，这个肌腱就要活动，腕屈肌肌腱和掌长肌肌腱正好构成中医说的"两筋之间"。我们找到腕横纹，然后再往上两寸，正好在两筋之间取内关。我想很多同学肯定自己都扎过内关，这是一个很方便的穴位。

内关能够治疗心痛、心悸、胸闷、癫、狂、痫、失眠、胃痛、恶心、呕吐、呃逆。所以内关用得非常多的主治就是胃、心、胸的病症。"公孙冲脉胃心胸，内关阴维下总同"，胃的病症很多，比如胃痛、胃痞等；心的问题除了心痛、心悸、心动过速等，还有不寐、健忘及一系列精神、神经方面的症状；胸部的疾病包括胸闷、胸痛等，除此之外，内关还可以治疗胁痛、肘臂挛痛、热病。

内关和曲泽有类似的地方，但是不同的是，曲泽是合穴，内关是络穴。所以内关比较活，就像那种专门跑联系的人，一天到晚东跑西跑，它容易和其他穴配伍，但是专一性不好。而曲泽比较专一，而且功效比较强大。比如心绞痛比较轻的时候，我们用公孙配内关比较好，但如果心绞痛比较重，就要考虑用曲泽，可以选大陵、曲泽，再加上神门，用这样一个处方来替换虽灵活有效但重症时又略显力量不够的处方。

下面讲劳宫，从穴性上来说，它是本经的荥穴。劳宫正好在手掌心，这个穴位的取法：轻轻把拳头握住，中指指间到达的这个位置，就是在第二、三掌骨之间偏于第三掌骨，我们扎针的时候，要稍微往第三掌骨这边压一点，这就是劳宫。

劳宫由于是心包经的荥穴，有泻热的作用，可用于中风昏迷、中暑这样的急症。另外它可以治疗本经的一些病症，比如心痛、烦闷、癫、狂、痫等神志病，我们可以在适当的针灸处方中加上劳宫。

劳宫还有一个比较特殊的治疗作用，就是可治口疮、口臭。有些人口里边容易长疮，甚至出现溃疡，还有一些病人口臭的情况比较明显，一般就是胃经或者心包经有热，可以用劳宫来治疗。劳宫还可以治疗鹅掌风，就是手掌的皮肤像鹅掌一样，老是一层一层地脱皮，而且奇痒。

中冲是在手中指尖这个位置。它主要用来治疗中风昏迷、中暑、昏厥、热病，还可以治疗心痛、心烦、舌强肿痛、掌中热。这个穴位主要是在中风昏迷的时候用得比较多一些。中冲可以开窍、退热，这个是大家容易了解和掌握的。这个穴一般浅刺 0.1 寸，或者用三棱针点刺出血。

六、手少阳三焦经系统及其腧穴

　　手少阳三焦经的经脉循行：起于无名指的末端，也就是前边与手厥阴经相交的关冲，然后上行于第四、第五掌骨之间，上腕，进入腕臂，然后再出于前臂外侧尺骨、桡骨之间，循行尺骨、桡骨这两者之间，然后上行进到肘尖，越过肘尖以后沿着上臂外侧到达肩部，回折、交会在大椎，然后再返折过去，进入缺盆。它分为两支。胸中的这一支进入胸中以后，络心包穿过横膈，分属于上、中、下三焦，这就是三焦经。缺盆的这一支脉，从胸向上出于缺盆，上走于项，走到项部以后，行进到耳后，在完骨这里，上至额角，再下行经面颊部至目眶下。然后耳部有一个支，在耳后这里，这一条支脉从上行这一支分出来，从耳后入耳中，然后再穿出来，走到耳前，与前边的这条脉交叉于面颊部，到目外眦，与足少阳胆经相结合。

　　手少阳三焦经系统见图 2-10。

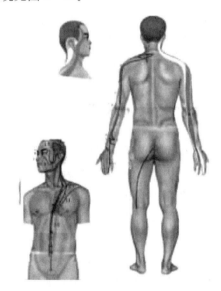

图 2-10　手少阳三焦经系统

　　手少阳三焦经在上肢外侧的中份循行，进入肩以后，交到大椎，然后再进入缺盆。胸中的脉进入以后，注意它是散络在心包，然后再往下走进入三焦，然后从胸，从心出来以后上行，到了耳后几乎是绕着耳朵往上走，再往下循行，行在颧骨的下方。耳后这个支脉进入耳中，出走耳前，与前脉在耳前这个部位交叉，耳前的这条支脉是往下走的，而这条从耳中出来的支脉，交叉过后直接走到目外眦这里，在目外眦这里交给下一条经——足少阳胆经，这就是它的循行。它的循行比较复杂之处在耳部，不是太规则，这是大家需要花功夫掌握的。

关冲在无名指尺侧的指甲根角旁0.1寸。关冲主要治疗头痛、目赤、耳鸣、耳聋、喉痹、舌强等头面五官疾病。我们从其经脉在耳部、在侧头部处比较复杂的循行，可以看出它们之间的联系。因其是本经的一个井穴，所以能够治疗热病、中暑。现在我们已经讲了好几个用来治疗热病、中暑的穴位，而且都是井穴，我们可以同时使用，也可以辨证分开选择。可以浅刺0.1寸或者点刺出血，这是比较简单的。

中渚在手的背部，第四指节关节后，第四、第五掌骨间的一个凹陷，我们只要稍微握拳，这个凹陷就很清楚。中渚主要用来治疗头痛、目赤、耳聋、咽喉肿痛、肘臂疼痛、手指不能屈伸。

中渚还经常用来治疗颈项的疼痛，如因颈椎病出现颈项强痛时，我们可以在远端选中渚来治疗，这也是和经脉循行有关的。最常用的是后溪，后溪在第五掌指关节尺侧近端赤白肉际凹陷中，它是手太阳小肠经的穴位。后溪要是扎久了，可以换成中渚，仍然有比较好的疗效，因为手太阳和手少阳的经脉在头部、颈部循行。

当病人出现耳鸣、耳聋的时候，我们通常选中渚来治疗。有的人很年轻就出现耳鸣的状态，听神经受到一定损害的时候，最先表现出来的就是耳鸣，若损害不断加重，听力就慢慢地下降了。但真的到了耳聋这种阶段，还是比较少的。

下面讲阳池，它是本经的原穴，在腕背横纹，指总伸肌腱尺侧的边缘，大家摸一下，正好是在这个肌腱，你动一下肌腱就很明显了，这个尺侧缘的凹陷中，就是阳池。

阳池可以用来治疗目赤肿痛、耳聋、喉痹等五官病症。它还可以治疗消渴，消渴现在我们多认为是糖尿病，但是现在很多糖尿病病人的症状不是太明显。我们通常过去说的消渴，就是指消谷善饥，平时吃得多、喝得多这样的称为消渴，这种典型的症状在2型糖尿病病人中还是比较少见的。可以选择阳池来配伍治疗。阳池在手腕部位，因经脉循行所过，所以可以治疗肩臂疼痛，这些都比较简单了。学到这儿，同学们可以尝试把一个穴位所在部位、所属经络及脏腑功能结合起来，很容易把主治推理出来。阳池的穴位操作是直刺。

外关也是一个重要的穴位。从穴性上讲，它是本经的络穴，同时又是八脉交会穴，通阳维脉。它和内关的情况是一样的，而且部位也差不多。内关在腕横纹上两寸，两筋之间，外关在腕背横纹上两寸，尺骨和桡骨之间，我们简单地说就叫作"两骨之间"，所以大家不要搞混了，说起来只差几个字，但是实际上一个在阴、一个在阳，所以还是隔得很远的。

外关治疗头痛、目赤、耳聋、耳鸣、胁痛及颈的转侧、屈伸不利，手指疼痛、手颤等。针对热病，可用外关来退热，它是阳经的一个穴位，退热的功能还是比较明显的。比如中风后遗症上肢不利、上肢活动不遂，经常就要选外关、曲池、肩髃，有时把外关换成合谷，比如合谷、曲池、肩髃来治疗。所以外关是很常用的一个穴位，直刺 0.5～1.0 寸，这样很安全。

下面讲支沟，它在腕背横纹上 3 寸，两骨之间。腕背横纹上 2 寸就是外关，上 3 寸就是支沟，所以支沟和外关的作用几乎是相同的，只不过支沟更重要的是治疗胁肋疼痛，它是手少阳三焦经的经穴，调节肝胆之气的作用特别强。外关虽然可以治疗胁肋疼痛，但是功效没有支沟那么强。支沟、阳陵泉是专门为胁肋疼痛、肝郁气滞设计的比较精致的处方，叫作穴对，临床上很常用。比如我们通常说内关配公孙，这也是一种穴对。大家还举得出来例子吗？比如我们说，合谷配什么？

同学们：列缺。

合谷配列缺，是可以。但合谷我们通常配太冲。

这是什么？这叫四关穴，这也是一个很重要的疏肝理气的穴对。疏肝理气镇痛，效果非常好！

支沟还可以治疗便秘。前面说的足太阳膀胱经上有些穴位，比如承山、委中，可以用来治疗便秘。支沟治疗便秘，功效也比较好。它治疗耳鸣、耳聋、暴喑及瘰疬、热病，都是由于它在手少阳三焦经上，这个穴位直刺 0.5～1.0 寸。

对于肩髎，我们主要讲一讲它的定位。它在肩峰的后下方，肩峰是指锁骨的肩峰端后下方，有一个凹陷，正中这里是肩髃，在肩峰的后下方，当我们手外展时，肩上有两个凹陷，前边这个凹陷是肩髃，在肩髃后边这个凹陷，你手放下来，正好就是在肩峰的后侧端，后下方就是肩髎。这个穴位功效单一，能够治疗肩臂挛痛或者活动不利。但是由于肩部疼痛临床上多见，所以在临床上我们使用它也是比较多的。直刺 1.0～1.5 寸。

翳风很重要。大家注意在颈项部有很多带"风"字的穴位，它们和风邪有非常重要的关系。翳风在乳突与下颌角之间的凹陷。乳突就在耳后完骨这里，在乳突和下颌角之间凹陷这里，它又正好在耳垂的后边。如果有的人耳垂很大，有可能就把这里遮住了，这时还得把耳垂拨开，才能够见到翳风。它主要治疗耳鸣、耳聋、聤耳，以及口眼歪斜、齿痛、颊肿、瘰疬、牙关不利等病症。大家注意，翳风的位置正好是面神经经过面神经孔出颅进入面部的循行部位，在发生面瘫、口眼歪斜的时候，翳风几乎是每一个病人都需要扎的穴位，所以很常用。

翳风靠着乳突，而在乳突的边缘有几个新穴叫"安眠穴"，如安眠一、安眠二等，故经常用翳风来治疗一些睡眠问题。在针刺的时候，大家要轻柔一些，直刺 0.5～1.0 寸，直接朝这个凹陷这里扎进去。

最后学习丝竹空，它在眉梢外的凹陷，定位时一定要摸到眉梢外的凹陷，有的人眉稍微短一点，可能到眉梢并没有到达凹陷这里，而有的人可能长得浓眉大眼，就有可能超过这个凹陷。取穴时一定要摸到这个凹陷进针才行。丝竹空主要治疗头痛，是本经的最后一个穴位。横刺 0.3～0.5 寸。

七、足少阳胆经系统及其腧穴

同学们好，今天我们来学习足少阳胆经的经脉循行和腧穴的功能主治。《灵枢·经脉》中说："胆足少阳之脉，起于目锐眦，上抵头角，下耳后，循颈行手少阳之前，至肩上，却交出手少阳之后，入缺盆；其支者，从耳后入耳中，出走耳前，至目锐眦后；其支者，别锐眦，下大迎，合于手少阳，抵于顿，下加颊车，下颈合缺盆，以下胸中，贯膈络肝属胆，循胁里，出气街，绕毛际，横入髀厌中；其直者，从缺盆下腋，从胸过季胁，下合髀厌中，以下循髀阳，出膝外廉，下外辅骨之前，直下抵绝骨之端，下出外踝之前，循足跗上，入小趾次趾之间；其支者，别跗上，入大趾之间，循大趾岐骨内出其端，还贯爪甲，出三毛。"

大家要注意，足少阳胆经分成五支：面颈支、入耳支、体表体内支、体侧直下支、胆肝交接支。

足少阳胆经系统见图 2—11。

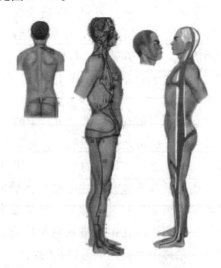

图 2—11　足少阳胆经系统

接下来谈谈足少阳胆经的络脉、经别和经筋。足少阳胆经的络脉从光明发出，从后连接到胆经。足少阳胆经的经别是从膝至髀，从前部阳明经所过，循毛际，另从季胁部，属胆络肝，连心，再上到颈。足少阳胆经的经筋起于第四趾，结于踝外侧（转筋多出现在腓骨），然后再结于膝部外侧（前小支扣于髌骨上，如果经筋有问题，比如钙化、骨化，就会出现膝部活动不利，"咔咔"作响的情况）。继续上结于髀（就是伏兔，在股前），然后结于髋骨后方，上行，环行乳房（乳房处肝经、胆经、心包经都有联系），到缺盆，再到耳后，再到耳角，到巅顶左右交汇，经过额部，到颧（这是面部经筋的中心），最后分别到目内眦、目外眦。

我们知道脏腑所联，经脉所过，以及特殊治疗作用构成了腧穴主治功能的三大部分。从足少阳胆经的循行路线我们可以惊奇地发现三个方面：第一，它在头侧部的连续反折，极像大脑皮层完整覆盖的投影。这会让我们产生联想，它应该可以治疗大脑结构和功能异常的疾病。广州中医药大学的"靳三针"通过所有胆经的穴位，用率谷透角孙来治疗小儿神经精神疾病，比如小儿多动症。第二，经脉在此部分的连续反折本身恰好就是经脉的发现是从点到线的一个最好的反驳。这里穴位隔得如此之近，为什么要这样折来折去地循行，而非直接画一条线连起来就可以了？这说明经脉循行路线极有可能是依靠一些经络敏感之人的特殊感应或者反应而记载下来的。第三，此经脉还联系奇经八脉中的阳维脉、阴维脉、阳跷脉、阴跷脉，这为本经强大的全身调节功能奠定了基础。

比如在治疗腰腿痛时，如果是后侧的腰腿痛，我们多会选择足太阳膀胱经的穴位；但如果涉及外侧部的腰腿痛，往往会选择足少阳胆经的穴位，比如风市、中髎、下髎等。上眼睑被中医称为"目上纲"，与足阳明胃经联系，下眼睑被称为"目下纲"，由足太阳膀胱经主管，而目外眦则与足少阳胆经相关联。眼睛的正常启闭与阴跷脉、阳跷脉、足太阳膀胱经都有关系。在头部巅顶处，也有足厥阴肝经、足少阳胆经、督脉、足太阳膀胱经的脉气会聚在一起。各经彼此皆有联系，并非完全区分。少阳的"维筋相交"，比如左眼睁不开，就是右侧的脉气出现问题，而如果是左侧头角处受伤，则有可能右足就不能正常运动了。

《灵枢·经脉》记载："是动则病口苦，善太息，心胁痛不能转侧，甚则面微有尘，体无膏泽，足外反热，是为阳厥。是主骨所生病者，头痛颔痛，目锐眦痛，缺盆中肿痛，腋下肿，马刀侠瘿，汗出振寒，疟，胸、胁肋、髀、膝、外至胫、绝骨、外踝前及诸节皆痛，小趾次趾不用，为此诸病。"

足少阳经穴的主治主要为头面五官疾病、肝胆病、热病、神志病及经脉循行路线上肢体的肿痛、麻木、活动不利等。其中有一项是口苦，因为胆味苦，同气相求。足少阳经穴对于钙的合成、精微物质的吸收和利用有作用。骨头的生长发育也需要筋的联属、牵拉与支持作用。

足少阳胆经共有 44 个腧穴，我们选择性地讲以下穴位。

瞳子髎是足少阳胆经的第一个穴位，位于面部目外眦外侧 0.5 寸的凹陷中，它是手少阳三焦经、足太阳膀胱经、手太阳小肠经的交会穴。它主治头痛，尤其以偏头痛为主，以及目赤肿痛、迎风羞明流泪、白内障、目翳等目疾。在治疗偏头痛时，一般会配上率谷和颊车。操作时针尖向外平刺 0.3～0.5 寸，或者用三棱针点刺出血。

接下来是听会，这个穴位在面部，耳屏间切迹与下颌骨髁突之间的凹陷中。大家要注意耳前这个位置，从上到下依次有三个穴位：耳门、听宫、听会。听会主要治疗耳疾，如耳鸣、耳聋、聤耳等，它开耳窍的作用强。此外，听会还可治疗齿痛和口眼歪斜，对于听会的操作要注意，一定要微微张口方能找准穴位，直刺 0.5～0.8 寸。

上关在面部的颧弓上缘的中央凹陷中，它和下关一样，都需要闭口取穴。除耳病和面、齿之痛外，因为其通络止痛作用强，可以治疗偏头痛。针刺不宜深，直刺 0.3～0.5 寸即可。

现在我们来看看曲鬓，它在耳前鬓角发际后缘与耳尖水平线的交点处，头维和曲鬓往往作为定位的重要参考线。曲鬓可以治疗头痛连齿、颊颔肿、口噤等头面病，平刺 0.5～0.8 寸。

率谷很好找，就在头部，耳尖直上入发际 1.5 寸。率谷具有祛风清热、镇静安神的作用，故可以治疗偏头痛、眩晕、小儿急/慢惊风等。如果用于祛风痰，可以将丰隆和率谷配伍使用。操作还是平刺 0.5～0.8 寸。

接下来讲讲头窍阴。它在头部，耳后乳突的后上方，天冲至完骨弧形连线（其弧度与耳廓的弧度相应）的上 2/3 与下 1/3 的交点处。与率谷一样，它也有祛风清热的作用，所以可以治疗头痛、项强、眩晕，也可治疗耳鸣、耳聋，以及眼角下垂。对于耳后乳突后下方凹陷处的完骨，大家要留意它能治疗颈项强痛和颊肿。

对于本神、阳白、头临泣这三个穴位，需要注意它们的定位。本神在头正中线旁开 3 寸，前发际上 0.5 寸；阳白则是瞳孔直上，眉上 1 寸；头临泣是瞳孔直上，前发际上 0.5 寸。这几个穴位都可以治疗头目疾病，其中阳白可以治疗眼睑下垂、额纹消失，治疗头痛以前头痛为主。头临泣是足少阳胆经与阳蹻脉的交会穴，可以治疗热病，配上后溪可以治疗疟疾。操作时需要沿头皮向后上方平刺 0.5～0.8 寸。

接下来我们重点学习一下风池，它是足少阳胆经与阳维脉的交会穴。它在颈后区，枕骨之下，胸锁乳突肌上端与斜方肌的凹陷中。风池是"八大风穴"之一，具有清头目、利官窍、祛风解表的作用，可治疗内风、外风所致病证，包括中风、癫痫、面疾、头痛、眩晕、耳鸣（耳中雷鸣者）、耳聋等内风病证，以及感冒、鼻塞、衄衄、目赤肿痛、口眼歪斜等外风病证。另外风池常用于治疗颈项强痛。临床上用风池与太冲相配治疗高血压，风池与中脘、合谷相配治疗胃病。因为这个穴位所处位置极为特殊，深部中为延髓，所以必须严格掌握针刺的角度和深度。操作时需要针尖微微朝上，向鼻尖斜刺 0.8～1.2 寸，或平刺透风府，如果治疗咽痛，针尖可以略朝下，朝向咽喉方向。

下面这个肩井也很重要，它是手足少阳经、足阳明经、阳维脉的交会穴。它在肩胛区，第七颈椎棘突与肩峰最外侧点连线的中点。它可以治疗肩、颈局部的疼痛与上肢活动不利；配伍水沟可以醒脑开窍；比较特殊的是肩井可以治疗难产、乳痈、乳汁不下、乳癖等妇产科病症，如可以配伍合谷、三阴交治疗难产；肩井还可以用来治疗瘰疬。如果采用灸法，可有强壮作用。由于肩井下内有肺尖，所以不可深刺，直刺 0.5～0.8 寸即可，不要用提插等手法。孕妇禁针此穴。

日月是胆的募穴，也是足少阳胆经与足太阳膀胱经的交会穴。它在胸部第七肋间隙中，距前正中线旁开 4 寸。日月具有通络止痛、降逆止呕的作用，可以治疗黄疸、胁肋疼痛等肝胆病证。如配上胆俞、阳陵泉可以对小于 1 厘米的胆道结石进行胆道排石治疗。日月还可以治疗肝胆犯胃病证，如呕吐、吞酸、呃逆等。操作时顺着肋骨的方向斜刺或者平刺 0.5～0.8 寸即可，不可深刺，以免伤及脏器。

京门在上腹部，第十二肋骨游离端的下际，是肾之募穴，也就是肾的脏气会通过此处。《诗经·小雅》中有"忧心京京"之说，"京"者，大也，忧也，影响到肾的情志"恐"。所以人们日常生活中忧郁的时候抚摸此处，哭泣时拍拍背，兴高采烈时拍拍背，拥抱一下，都是在敲打胆经，可调节京门的功能。这个穴位主治小便不利、水肿、肠鸣、腹泻等水液代谢失常疾病和胃肠疾病。对于腰痛、胁痛也有很好的治疗作用。因为临床上有 60% 的病人有焦虑症，扎针困难者，可以考虑运用穴位敷贴的方法。

带脉在侧腹部，第十一肋骨游离端垂线与脐水平线的交点上。它是足少阳胆经与带脉的交会穴。《广雅》中云："带，束也。""带脉之为病，腰容容如坐水中。"带脉主要治疗月经不调、闭经、赤白带下等妇科经带病症，也可治疗腰痛、胁痛、疝气等。

环跳是足少阳胆经与足太阳膀胱经的交会穴。取穴方法：病人取侧卧位，屈下方的腿，伸直上方的腿，在臀部，股骨大转子最凸点与骶管裂空连线的外 1/3 与内 2/3 的交点处。环跳主要治疗腰胯疼痛、下肢痿痹、半身不遂等，还可以治疗风疹。此处肌肉丰厚，所以操作时，可用长针直刺 2～3 寸。

风市在股部，腘底上 7 寸。它有个简便取穴法，就是直立垂手，掌心贴于大腿，中指尖所指凹陷中，髂胫束后缘。要注意，如果有些人手臂过长，那这个简便取穴法所得到的定位就是不准确的。要注意它既然叫风市，就说明风容易在这里侵袭伤人。这是一个比较少见的特例，在长期的生活中被发现了。比如人体上部的头颈部或肩背部有风府，还有风池、风门等，容易受风邪影响。我经常跟同学们说，如果穿那种背露出很多的衣服，身体就易被风邪侵袭，这是非常不科学的穿着。古代女性的上衣带领子，领子遮着颈项，就是要保护这里。但是为什么这里会叫风市？黄帝垂裳而治，裳就像裙子一样，但是这个裙子里边还有"市"（fú，古代一种系于腰间，遮于官服或礼服下裳前的服饰）。相当于一个衬裙，长度正好是在大腿中这里，由于短一截，所以容易受风寒湿邪的侵袭，也是下肢最容易引起疼痛的地方。这也是古人在长期的生活实践中观察到的。风邪虽然说容易侵袭上部，但是它也易从这里偷袭人体。这都为我们的治疗提供了很好的经验。

风市主治下肢痿痹、麻木、半身不遂、遍身瘙痒。对于下肢麻木，可以采取围刺风市的方法。其他的病症可以直刺 1.0~1.5 寸治疗。

下面这个穴位叫阳陵泉，非常重要，它是足少阳胆经的合穴，也是胆之下合穴，是八会穴中的筋会。其定位是在小腿外侧，腓骨小头前下方的凹陷中。这个穴位具有通调经气、通络止痛的作用，所以它可以治疗下肢、胸胁、少腹疼痛、黄疸、胁痛、口苦、呕吐、吞酸等肝胆犯胃的病证，以及下肢、膝关节的肿痛、麻木、痿痹等，也可以治疗小儿惊风。对于肩周炎，可以扎阳陵泉时，活动对侧肩关节。常可配伍光明、悬钟。

在《针灸大成》中，胸胁满，阳陵、三里上廉；足缓，阳陵泉、冲阳、太冲、丘墟；小水不禁，灸阳陵泉、阴陵泉。《百症赋》中说："半身不遂，阳陵达于曲池。"

光明是本经的络穴，在外踝尖上 5 寸，腓骨前缘，这个穴位可以治疗目疾，比如目痛、夜盲、近视、目花等，此外还可以治疗胸乳胀痛、下肢痿痹，这均与胆经经脉所过，主治所及有关。

悬钟在小腿外侧，外踝尖上 3 寸，腓骨后缘与腓骨长、短肌腱之间的凹陷中。它是八会穴的髓会，可治疗痴呆、中风等髓海不足之证，刺激悬钟对于五劳七伤有补益作用，常可配伍足三里使用。此处操作可以直刺 0.5~0.8 寸。如果想用悬钟调理二便、预防中风，也可以采取化脓灸，壮数以年为计。

《针灸大成》记载，心腹胀满，绝骨、内庭可治；半身不遂，中风，治以绝骨、昆仑、合谷、肩髃、曲池、手三里、足三里。《天星秘诀歌》记载："足缓难行先绝骨，次寻条口与冲阳。"《标幽赋》记载："悬钟、环跳，华佗刺躄足而立行。"

丘墟是足少阳胆经的原穴，定位是在外踝的前下方，趾长伸肌肌腱的外侧凹陷中。它可以治疗目赤肿痛、目翳等目疾；因为胆经有腋下直行脉，所以也可以治疗腋下肿、胸胁痛；可以治疗循行局部踝区的病症，如外踝肿痛、足内翻、足下垂等；还可以治疗疟疾、胆腑疾病。

下面是足窍阴，这是足少阳胆经的井穴。它在足趾，第四趾末节外侧，趾甲根角侧后方 0.1 寸。它可以清利头目、疏利胸胁、通络止痛，尤其是对于偏下肢外侧者，还可以调理肝胆脏腑的问题。

小结一下，足少阳胆经的取穴要点：主要掌握目外眦、耳、乳突、颧弓、肋骨、乳头、股骨大转子、髂前上棘、大腿外侧正中线、腓骨、外踝等。

本经的主治要点：头面疾病、神志病和妇科疾病。

1. 头面疾病：瞳子髎、光明治眼目疾病，风池治偏正头痛、外感发热、鼻塞。

2. 神志病：足窍阴治梦魇。

3. 妇科疾病：带脉、五枢治赤白带下、月经失调，妇人少腹疼痛；阳陵泉治月经过多。

4. 刺灸注意事项：对于风池，针刺时要注意避免伤及椎动脉及延髓；日月等穴不宜深刺；头面诸穴不宜直接灸。

现在我们专门抽点时间来讨论一下为何讲足少阳的内容居多，而涉及手少阳的内容较少。我们要问胆腑的胆汁本身对少阳到底有无作用？《素问·皮部论》说："上下同法。"2006 年有学者发现人类的胆内膜有一层骨化膜。这是造化所赋，非人力所为。胆汁对于骨的作用，明代医家张景岳认为"胆味苦，苦走骨"。胆气刚，主决断，与骨刚气相投，但又不可太刚、太强，要"节约、环保"，所以"走骨"的"走"字，既有走向之意，又有走泄之意，即有时骨气会被苦味走泄掉。据文献报道，骨质疏松大鼠如果饲以雌激素，则大鼠骨量会增加，但同时体重也会增加，骨代谢则表现为抑制骨吸收，同时轻微抑制骨形成。整个过程受全身性因子调节，也受局部性因子调节，这些机能和形态学指标共同构成了骨重塑偶联的"和调"角色。其中破骨细胞（OC）为阳，主"破坏"，RANKL 就是破骨细胞提供的；成骨细胞（OB）为阴，主"厚德载物"，具坤德，成骨细胞被活埋为骨细胞后释放微观信号，刺激骨重塑过程。研究者发现，对于小儿骨质疏松症用二磷酸盐治疗，会慢慢引起"脆骨症"。所以针对这种单向的骨重塑障碍，我们研究团队提出用小柴胡汤和调，比如用少阳生骨方熏洗治疗氟骨病、氟性膝骨关节炎。通过和调少阳达到张仲景所说"阴阳自和"的状态。

好，今天的课就上到这里，我们下次再交流。

八、足厥阴肝经系统及其腧穴

同学们好，我们今天来学习足厥阴肝经。

《灵枢·经脉第十》中说："肝足厥阴之脉，起于大趾丛毛之际，上循足跗上廉，去内踝一寸，上踝八寸，交出太阴之后，上腘内廉，循股阴，入毛中，过阴器，抵小腹，挟胃，属肝，络胆，上贯膈，布胁肋，循喉咙之后，上入颃颡，连目系，上出额，与督脉会于巅；其支者，从目系下颊里，环唇内；其支者，复从肝别贯膈，上注肺。是动则病腰痛不可以俯仰，丈夫㿉疝，妇人少腹肿，甚则嗌干，面尘，脱色。是肝所生病者，胸满，呕逆，飧泄，狐疝，遗溺，闭癃。"

足厥阴肝经系统见图 2—12。

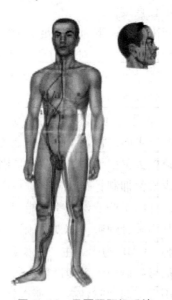

图 2—12　足厥阴肝经系统

足厥阴肝经失常所引起的主要病症有腰痛、胸满、呃逆、遗尿、小便不利、少腹肿、睾肿等。概括起来说就是肝胆病，或肝风内动引起的中风、头痛、眩晕、惊风等；妇科病、前阴病，如月经不调、崩漏、带下、遗尿、小便不利等；经脉循行部位的其他病症，如下肢的痹痛、麻木、不遂等。

同学们要留意足厥阴肝经有许多特殊的循行部位，这就构成了其体阴用阳的特殊之处。比如在其"是动"病里有不可俯仰的腰痛，这主要是气滞腰痛，特点是一生气就椎间盘突出，这个除了针灸，也可选用左归丸、右归丸治疗。以不可仰为主，就是"阳急"；以不可俯为主，就是"阴急"。由于腹直肌外的肌群是背部肌肉的拮抗肌，虽其经脉不经过腰，但也可以通过扎前面的肝经穴位，而使后面的腰部的椎间隙打开而伸展。对于腰痛，其他的经脉也会涉及，比如足少阴肾经、足太阳膀胱经、督脉、足少阳胆经等，这个我们会在后面专门安排一次腰痛的讲座进行介绍。

《灵枢·经筋第十三》中说足厥阴肝经的经筋："起于大趾之上，上结于内踝之前，上循胫，上结于内辅之下，上循阴股，结于阴器，络诸筋。"此处有"宗筋之会"的说法，在古代，繁衍后代是人生第一要务。

《灵枢·经别第十一》中讨论了足厥阴肝经的经别："足厥阴之正，别跗上，上至毛际，合于少阳，与别俱行，此为二合也。"要注意与足少阳胆经是直接相合，没有经过"离、入、出、合"的过程。《灵枢·经脉第十》中说："足厥阴之别，名曰蠡沟，去内踝五寸，别走少阳；其别者，经胫上睾，结于茎。"所以这条脉对男性很重要，其可虚、可实、可气逆。虚则暴痒，可出现阴茎里小便涩痛，类似"淋证"；实则阴茎挺长，阳强，阴纵不收；如果气逆就引起睾丸肿胀，少腹拘急。

现在我们学习几个足厥阴肝经的穴位。

行间是本经的荥穴，定位在足背，第一、第二趾间，趾蹼缘后方的赤白肉际处。它具有平肝清热的作用，荥主身热，可以治疗由阳热过甚引起的目赤肿痛。直刺 0.5～0.8 寸即可。

太冲定位在足背，第一、第二跖骨间，跖骨底结合部前方凹陷中，或者触及动脉搏动处。它是足厥阴肝经的腧穴，肝之原穴。用太冲配上合谷，称为"开四关"，有很强的理气作用。除了有前面足厥阴肝经的主治作用，它还能治疗体重节痛、血栓性坏疽引起的肢端发凉症。在伏冲、冲脉、太冲中，太冲可以候察肝气的情况。针刺操作时，可以直刺 0.5～0.8 寸。

对于曲泉，同学们要注意它的取穴应该屈膝后来取，在膝部，腘横纹内侧端，半腱肌肌腱内侧凹陷中。它是合穴，合治内腑。

接下来我们重点学习章门。它的定位在侧腹部，在第十一肋游离端的下际。它是脾之募穴，又是八会穴的脏会。章门另有"长平""季胁"的别名。"章"字有"大木材"之义，而肝主木，无论是本脏本经的物质还是其他脏的精微物质，均在此会聚，所以非常重要。在这里，不光有急脉传来的风气，还有胆经辄筋冷降而至的水湿之气。章门除了能够治疗肝胆、胃肠的疾病，对于神疲体倦也有很好的治疗作用。操作时要注意有些病人肝脏肿大，可以通过 B 超先定位，再直刺 0.8～1.0 寸。可用电极板电刺激或者指按法，也可用灸法，或者照射法，或者用针斜刺，顺着肋间隙由内向外刺。

最后学习期门，它是肝的募穴，是气血归入肝的门户。其定位在胸部，第六肋间隙，前正中线旁开 4 寸。期门具有明显的疏肝化瘀、理气活血的作用，擅长治疗血证，也主治胸胁胀痛、呕吐、吞酸、腹胀、腹泻等肝胃病证，以及奔豚气、乳痈。操作时可用斜刺法或者平刺 0.5～0.8 寸，或者使用电极板。不可深刺，以免伤及内脏。

期门是足厥阴经、足太阴经、阴维脉的交会穴。日月配伍期门，用电极板进行刺激，可以实施"胆石总攻疗法"，上述经脉刺激对胆汁有"关闸""开闸"效应。先用吗啡收缩胆道括约肌，使其"关闸"，然后喝中药利胆，使胆腑压力增加，接着再用硝酸甘油，刺激以上穴位，实现"开闸"，从而冲出胆结石。

对于足厥阴肝经，我想给大家留点思考题：这一条阴经为什么会上行至巅顶？这有什么生理意义？它的经脉循行中，从腹部到巅顶这个方向上，无穴通路与有穴通路有何区别？

好，我们下次继续讨论。

九、督脉系统及其腧穴

今天我们做一个评课，评课就是对老师上课的基本情况做一些点评，有多种形式，可以自己评课，也可以同行来评。不仅指出哪个地方没讲好，或者说哪个地方需要做什么准备，还要提出一个更切实的方案。你在整个教学设计中，怎么做才能够达到最好的效果？

我在讲课的基础上把评课的内容加进去。我们今天要明确这样几个问题：

第一，十四正经为何能够成立？我们都知道十二正经的体系是《黄帝内经》提出来的，但十四正经为什么能够成立？

第二，我们在讲督脉的时候，一定要把任督理论及"一源三歧"的原理交代清楚。

第三，督脉为阳脉之海，但是不能直接说"督脉为阳脉之海"，就算教给学生，学生也不明白为什么它为阳脉之海。督脉为什么是阳脉之海？督脉为什么又叫作经脉之海？这是我们要在课堂中给同学们讲清楚的。

第四，督脉和脑髓及元神是什么关系？督脉为什么可以治疗神志病？这就要把督脉和脑髓及元神的关系讲出来。这个关系是有生理基础、解剖基础的，如果没有结构的联系，那这个功能联系就产生不出来。我们一定要落实到结构上，要从结构上讲清楚。督脉究竟和脑髓及元神有什么关系？督脉和生殖系统又有什么关系？甚至和性功能又有什么关系？

第五，肾和心在中医中都是非常重要的脏，督脉和肾、心之间有什么联系？

怎么联系的？

　　结合这些问题，我们最后来看一下，督脉是怎么调节脏腑功能的。全身的脏腑功能都由督脉来调控。庄子有句话："为善无近名，为恶无近刑，缘督以为经，可以保身，可以全生，可以养亲，可以尽年。"所以督脉是我们人身上最重要的经脉之一，它能够调节全身的脏腑功能。这样是不是就把经脉的功能讲得更深一些？

　　督脉及其别络见图 2-13。

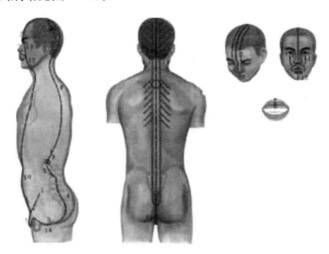

图 2-13　督脉及其别络

　　督脉是这样画的，这个后正中线没问题，这两侧是它的络脉，络脉分支，注意这个侧边就大有学问了。它从会阴这里（《素问·骨空论》中督脉起于少腹）出来，然后绕过来，从骨中央往下走，往臀部的内侧，往下走，走到下方，然后再返上去，回到这条线上，再往上走，然后从颈部进入脑部，这里和足太阳合在一起之后，再从前边进入脑部。一个从后边项部进入脑，一个从前边眼睛进入脑，它两侧这样进入脑。然后又和心、肾建立非常密切的联系，和生殖器建立非常重要的联系。如果我们仅仅说它就循行在后正中线，就太过于简单了。

　　我们上肢内侧前缘运行的这条经叫作手太阴肺经，这样讲没有错，这条经就是手太阴肺经。但是这不是手太阴肺经的全部。我们真正讲手太阴肺经的时候，要讲它起于中焦，下络大肠，还循胃口，上膈属肺，从肺系横出腋下，然后再循着（上肢内侧前缘）……你必须把这些东西都讲清楚，这样讲出来的才是正确的、内容比较全面的手太阴肺经。

　　《黄帝内经》虽然没有在《灵枢·经脉》中提出完整的督脉循行，但是在《素问·骨空论篇第六十》中把"一源三歧"彻底交代清楚了："督脉者，起于少腹以下骨中央，女子入系廷孔，其孔，溺孔之端也。"入系廷孔指的是尿道口。

然后"其络阴器",篡是肛门的意思,"合篡间,绕篡后,别绕臀,至少阴,与巨阳中络者合",绕了臀之后,往下走,往外走,在臀部里边正好和上来的足少阴肾经还有足太阳膀胱经交汇,交汇在这个臀部的里边、内侧。它与足少阴肾经、足太阳膀胱经交合,交合以后,上股内侧,贯脊属肾。与太阳起目内眦,"上额交巅,上入络于脑"。它挟着足少阴肾经和足太阳膀胱经上来以后,"贯脊属肾,与太阳起自目内眦",上额交巅上,入络于脑,还出别下项,循肩髆内,挟脊抵腰中,然后又循膂再络肾,两次络肾。"其男子循茎",绕着阴茎循行,下至于篡,从阴茎再到肛门。这个部位和女子是相同的,也就是我们现在通常说的会阴穴,然后进入体腔,其少腹直上,走到前边来了,"其少腹直上者,贯脐中央,上贯心",它和心又发生联系。"入喉,上颐,环唇,上系两目之下中央。此生病,从少腹上冲心而痛……"注意:从少腹上冲心而痛,过去认为是冲脉的问题,在《黄帝内经》中,冲脉就是督脉,所以就把它归到督脉,这就是"一源三歧"的道理。

督脉者,起于少腹以下骨中央,女子入系廷孔,其孔,溺孔之端也。其络循阴器合篡间,绕篡后,别绕臀,至少阴与巨阳中络者,合少阴上股内后廉,贯脊属肾,与太阳起于目内眦,上额交巅上,入络脑,还出别下项,循肩髆内,夹脊抵腰中,入循膂络肾。其男子循茎下至篡,与女子等,其少腹直上者,贯齐中央,上贯心,入喉,上颐,环唇,上系两目之下中央。此生病,从少腹上冲心而痛,不得前后,为冲疝;其女子不孕,癃痔、遗溺、嗌干。督脉生病治督脉,治在骨上,甚者在齐下营。

《黄帝内经》的《素问·骨空论》完整地把督脉的循行及与它相联系的一些东西说清楚了。

下面我们再来看"督脉之别,名曰长强"。有没有络脉这个问题,其实与有没有穴位、有没有皮部有关系,我写过一篇论文叫作《十四皮部论》,发表在《中国医药学报》上,大家可以看一下。之所以有腧穴是因为有皮部,之所以有皮部是因为有络脉,而其他奇经没有络脉。所以其他奇经没有腧穴,其腧穴都寄附在正经上。而任督就不同,它们都有络穴,都有络脉,所以它们都应该有皮部。督脉的支别看起来就像脊神经一样,整个从背部沿着脊柱向下分布,这些都是督脉的络脉所过的地方。如果督脉实,脊柱就强壮。《灵枢·经脉第十》:"督脉之别,名曰长强,挟膂上项,散头上,下当肩胛左右,别走太阳,入贯膂。实则脊强,虚则头重。"

阴阳消息示意图见图2—14。

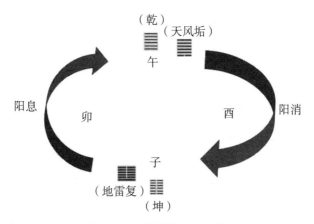

图 2-14　阴阳消息示意图

　　我们以图说明就是这样的：子、午、卯、酉，这是子午线，午这里就是天，用乾卦代表天，用坤卦代表地，乾坤代表天地。正子正午这条线，就是阴和阳、天和地相交的地方，如果是天来交地，称为"地雷复"，就是复卦，复卦上面都是阴爻，唯有最下面的是阳爻。首先从内卦的第一爻开始变，然后在这边（指乾右），偏过来的就是地去交天，这时就发生变化，变成姤卦，叫"天风姤"，内卦的第一爻就变成阴爻，这两个就是人身的父母（指地雷复卦和天风姤卦），叫作小父母，这两个（指乾、坤）是自然界的父母，叫作大父母，然后一变，出现了复、姤，然后这样循行（指从坤顺时针至乾的半周）就是阳息。这个"息"不是"休"的意思，而是"生"的意思，阳息的这个过程，就是阳气从复卦开始逐步壮大，到乾，过了乾以后，马上变成姤，我们都知道夏至以后阴就开始生了。从乾至坤顺时针的半周是阳消，从坤顺时针至乾的半周是阳息。所以督脉借助人身的这个子午，正好一前一后，坤一动，从复卦开始，开启整个运动，运动到头部，变成背阴，再这样旋转，人体的生命活动就是在阴阳之间、子午之间这样活动，可以分，也可以合。分就可以分成督脉、任脉、冲脉，整个的三个才是真正的总督的意思，也就是我们通常说的"一源三歧"。源，就是这个"一"，而活动的是"二"，一阴一阳，还有一个东西是隐起来的，是"三"。然后合之浑然无间，其实就是同一个脉，根本没有区别。滑伯仁曾说："夫人身之有任督，犹天地之有子午，可以分，可以合。分之以见阴阳之不离，合之以见浑沦之无间，一而二，二而一者也。"所以督脉作为阳脉之海，督经脉之海，以见其功能之大。其实，它之所以成为全身经脉的总督，就在于它是子午，在卦上是复、姤，它的一个活动对全身来说起到非常大的推动作用。请注意，"阳脉之海"这个提法就是滑伯仁提出来的，他说督脉是阳脉之海。

　　张景岳说："虽分三脉，其所言治则但云督脉而不云任冲，故所用之穴亦以任为督，可见三脉本同一体，督即任冲之纲领，任冲即督之别名耳。"张景岳这个话说得太清楚了。"督脉生病治督脉，治在骨上，甚者在脐下营。"督脉生病就取督脉来治疗，骨的病，也可以取督脉来治疗，主要取脊柱上的穴位，在骨节上来取，如果是很严重的情况，比如原气亏损、性功能障碍或者不孕，可以取脐下。这就是为什么关元、气海被我们归为任脉的穴位，它们是我们调节原气最重要的穴位，补阳的最重要的穴位反而是在腹部，如果阳气大大不足，反而在腹部，在阴的这个部位上进行治疗，比在后边治在骨上效果还要好。古人对督脉的应用、认识超过我们很多。我们现在经常用关元、气海来治疗很多虚弱的、亏损的疾病，这个原理从督脉的本意来看的话，是非常简单的。

讲十二经脉我们以《黄帝内经》的《经脉篇》作为基本依据，但如果谈到奇经，就要参考李时珍的《奇经八脉考》，我们在研究奇经问题的时候，千万不能脱离这本书，必读这个书，而且以这本书作为依据才行。李时珍的《奇经八脉考》我就不一一地读了，大家可以看一下，内容和《素问·骨空论》是非常类似的，只是说得更清晰一些，而且提出了主要的穴位。《奇经八脉考》指出，其脉起于肾下胞中，至于少腹，乃下行于腰横骨围之中央，系溺孔之端。男子循茎下至篡，女子络阴器，合篡间，具绕篡后屏翳，别绕臀，至少阴与太阳中络者合少阴上股内廉，由会阳贯脊，会于长强穴。在骶骨端与少阴会，并脊里上行，历腰俞、阳关、命门、悬枢、脊中、中枢、筋缩、至阳、灵台、冲道、身柱、陶道、大椎，与手足三阳会合；上哑门，会阳维；入系舌本，上至风府，会足太阳、阳维，同入脑中；循脑户、强间、后顶、上巅，历百会、前顶、囟会、上星、至神庭，为足太阳督脉之会；循额中，至鼻柱，经素髎、水沟，会手足阳明；至兑端，入龈交，与任脉足阳明交会而终。凡三十一穴。

A 老师：与足阳明交会而终。

B 老师：关键是任脉和足阳明交不交？

它不交怎么"而终"啊？

A 老师：B 老师的意思是它可能与任脉和足阳明分别交。

什么叫分别交？

A 老师：比如说一条直线，不是三者重合在同一个交点，它先交于任脉，任脉再交于什么其他脉，然后它跟足阳明又有交会。不是任脉和足阳明之间有直接的联系。

我还是没听懂。

A 老师：她是想表达，假使这是任脉，这是足阳明胃经的脉，她希望两者直接有相交的证据，督脉与任脉相通，同时督脉又跟足阳明胃经相通，但并不能说明任脉和足阳明有直接的联系。

你看一下，"循额中，至鼻柱，经素髎、水沟，会手足阳明"，然后"至兑端，入龈交，与任脉足阳明交会而终"。

A 老师：入龈交于任脉是比较好讲的，龈交这里跟足阳明之间有没有交合点？

龈交怎么没有？

A 老师：有那就说明了，就证明了。

足阳明直接下来，入下齿，整个的下齿都是足阳明管！

B 老师：但是龈交在上面，在上齿。
A 老师：上齿系带那儿。
D 老师：足阳明胃经本来就要绕一圈。
A 老师：环口唇。
B 老师：它绕一圈儿，是表层，又没有跑里面去。
A 老师：是比较较真儿。

我们计较这些内容其实非常有趣。

A 老师：但是比较近了，已经挨得比较近了。

你看每一个穴位，把定位、主治、操作非常清晰地列出来，画一个图，这个图最好不要用示意图，最好是实体人体图。这样讲起来就比较容易。这个取穴你看又有一个小的图，你在临床上取穴的时候，要怎么取？要把这个内容解释得很清楚，如果你用口舌来说的话，你光是这个俯位，光是这个胸膝位，你就要说好一会儿，但是你看跪伏、胸膝位，只要看到这个图就清楚了。

我们再简单介绍几个重要的穴位来说明督脉。

现在我们来学习督脉的第一个穴位长强。它的定位在会阴区，在尾骨下方，尾骨端与肛门连线的中点，是足少阳胆经、足少阴肾经与督脉的交会穴。用长强治疗痢疾、脱肛效果比较好，慢性痔疮而脱肛者尤宜。可以在揉按或者灸长强的同时，配合重泻委中，效果更好。我的老师关吉多教授，就经常说用第七腰椎来治疗。具体操作时要注意针尖向上与骶骨平行，顺着尾骨与直肠之间，紧靠尾骨前面斜刺 0.8~1.0 寸，不宜直刺，以免伤及直肠而导致感染。其配伍运用在《千金方》中载有："长强，小肠俞，主大小便难，淋癃。"《玉龙赋》中记载："长强承山，灸痔最妙。"《百症赋》则载："刺长强与承山，善主肠风新下血。"

然后看看腰阳关，这个穴位在脊柱区，第四腰椎棘突下方凹陷中，在后正中线上，正好居于两侧的大肠腧之中。腰阳关对于治疗腰骶疼痛、下肢痿痹，以及男科、妇科疾病，效果很好。一般采用灸法。如果针刺，需要顺着脊柱向上斜刺 0.5~1.0 寸。我们知道脊柱 21 椎以上的穴位最重要，但因为深部为脊髓，所以针刺操作也比较危险。古代有三部七节理论，上七节管上焦，中七节管中焦，下七节对应下焦。到了第二腰椎下方，脊髓已经延伸成马尾神经，如果操作不当，后果稍轻一些。

命门在第二腰椎棘突下方凹陷中，主要治疗腰骶强痛、耳聋耳鸣、阳痿、遗精、月经不调、带下。操作时用针直刺 0.5~1.0 寸。命门有全身强壮作用。《玉龙歌》中说："老人虚弱小便多，夜起频频更若何，针助命门真妙穴，艾加肾俞疾能和。"《千金图翼》针对阳不起，用命门、肾俞、气海、然谷；胎屡坠，用命门、中极、交信、然谷。

接下来看看大椎。大椎又叫"百劳""上杼"。大椎在脊柱第七颈椎棘突下的凹陷中，后正中线上。大椎是胸椎、颈椎的接合部，被称为"三斤半"，另外，第七至第九胸椎，第三至第四腰椎，也是很重要的应力点。大椎最重要的作用是泻热，尤其适用于体温升高者。无论是恶寒发热的外感热病或疟疾，还是骨蒸潮热的内伤之热或癫狂、痫证、惊风等神志病，都可取大椎，此外对于风疹、痤疮等皮肤病也有很好的疗效。治疗时用针向上斜刺 0.5~1.0 寸，或者采用局部刺血拔罐，或者用灸法。

现在介绍百会，百会又称"通天穴"，足太阳膀胱经、足少阳胆经要经过此处，此处阳盛，阴气也多，足厥阴肝经也要会于巅顶。百会主治痴呆、中风、失语、健忘、癫狂痫、癔症等神志病，还可以治疗头面病症，如头风、头痛、眩晕（尤其是痛得发晕，有种轻飘飘的感觉）、耳鸣等，还可以治疗气失固摄而致的下陷类病症，如脱肛、阴挺、胃下垂、脾下垂、肾下垂等。选用百会，可以起到下病上取的"升提"作用。

最后我们来联合学习一下素髎和水沟这两个穴位。素髎在鼻尖的正中央，而水沟在人中沟的上 1/3 与中 1/3 的交点处。这二穴都是抢救穴位，可以抗休克。

素髎以抗"温休克"为主，用于血压下降，尿少，面唇发绀；水沟以抗"冷休克"为主，用于冷汗淋漓。但同学们要注意，抢救休克，要不超过 2 小时，血压才能稳得住，运用电针，强刺激这两个穴位，同时还要配合对因处理。比如针对大吐、大泄、大失血等，根据"失多少，补多少"的原则，进行体液和血液的补充。一般操作时，可以向上斜刺 0.3~0.5 寸，对于素髎也可点刺出血，对于水沟，可以采取强刺激或者指甲掐按。

《难经·二十八难》中记载："督脉者，起于下极之俞，并于脊里，上至风府，入属于脑。"《针灸甲乙经·奇经八脉第二》中认为"脑"字之后有"上巅，循额，至鼻柱"七字。其中"下极之俞"指的是脊柱下端的长强。督脉被称为阳脉之海，背部的阳气要靠督脉与膀胱经来调节。任脉虽行于身前，但其在体内的分支却能内循脊里。《论十四皮部》中认为任脉和督脉这两条奇经有络脉，其脉气可以浅出体表，形成皮部。

对于督脉的循行路线，有五点需要注意。第一，出于会阴部，要到尿道括约肌的前口，所以有人"小便自遗"，就是只要一笑或者咳嗽时，小便就会出来，这与督脉经气受损有关。第二，督脉绕过会阴别入臀，贯脊属肾。第三，会合于会阴之后，绕向肛门之后，分支别行绕臀部到足少阴经，与足太阳经的分支相合，挟在足太阳经、足太阴经之间到髀枢，联系足少阳经和足少阴经；第四，在腹肌里有督脉支脉循行，至目下中央处。第五，督脉的第三支与足太阳膀胱经同起于眼内角，一起下贯脊柱，入臀。

督脉主治脏腑病、神志病、热病、头面五官病症及经脉循行部位的其他病证。

十、任脉系统及其腧穴

同学们好，我们今天来学习任脉的循行和功能主治。

《素问·骨空论篇第六十》中说："任脉者，起于中极之下，以上毛际，循腹里上关元，至咽喉，上颐循面入目。""冲脉者，起于气街，并少阴之经，侠齐上行，至胸中而散。""任脉为病，男子内结七疝，女子带下瘕聚。冲脉为病，逆气里急。督脉为病，脊强反折。"

通过对"一源三歧"理论的学习，我们可以看到前中有后，后中有前，任督就是人身的小太极。我们需要从经脉的功能去理解穴位的功能。

任脉见图 2-15。

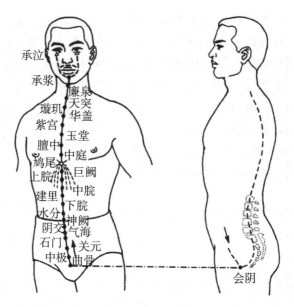

图 2-15 任脉

任脉主治胸腹脏腑病、前阴病（女子的月经病、带下病，男子的遗精、阳痿，以及小便不利、遗尿等）、颈及面口病（包括瘿气、梅核气、咽喉肿痛、暴暗、口歪、齿痛等）、神志病（癫痫、失眠等）、虚证。任脉的部分腧穴有强壮作用，主治虚劳、虚脱等证。

现在讲关元，别名"丹田"，它是足太阳经、足少阴经、足厥阴经、任脉的交会穴，也是小肠的募穴。定位在脐中下 3 寸，前正中线上，常用来治疗尿闭和阳痿，是保健灸的常用穴位，孕妇慎用。如果用针刺，需要先排空尿液，直刺1.0~1.5寸。

气海在脐中下 1.5 寸，前正中线上，是肓之原穴。气海主治脏气衰惫、真气不足、中气下陷、久病不愈，善于调理气机。其操作方法和禁忌与关元相同。

接下来讲神阙，其定位在脐中央。对于虚脱、中风等元阳暴脱之证，可以配合百会、关元、足三里，起到利水固脱的作用；对于脱肛，则可加用长强、气海、关元；对于荨麻疹，可以加用曲池、合谷、三阴交；也可以加用关元，达到美容祛斑的效果。但同学们要注意，神阙的操作一般不用针法，多用艾条灸或艾炷隔盐灸。

下脘在脐上 2 寸，前正中线上，主治呕吐时，可以配上内关，在治疗腹泻，比如细菌性痢疾时，可以用下脘配上天枢、关元、气海、足三里。

中脘在脐上 4 寸，前正中线上，是胃之募穴，八会穴之腑会。有句口诀叫"腑会中脘脏章门"。中医学的"胃"实际上概括了内腑的功能，是后天之本，所以中脘是治疗胃病、痰证的要穴。任脉多有回阳救逆的作用，善治阳者当于阴中求阳，有了阴的基础，常能变生阳气，无阴则阳无以化。

鸠尾是任脉的络穴，也是膏之原穴。《春秋·玄命苞》中说："膏者，神之液也。"从此穴之后，任脉经脉就布散开来，布散在腹部浅层，而其更内在之处即是督脉。所以任督经脉"高下相召，阴阳相错"，构成完整的有机体。

膻中在胸部，横平第四肋间，前正中线上。它是心包之募穴，八会穴之气会。膻中与我们的喜乐相关。对于胸中气机不畅的病症，比如治疗咳嗽，可以配伍肺俞、定喘、丰隆。呃逆可以配伍中脘、气海、内关、足三里。对于产后乳少，可以加少泽、乳根、足三里。一般在调节胸腹气机时，可以用膻中调上，中脘调中，气海调下。

天突在胸骨上窝，前正中线上。对于暴喑，可以配合哑门、涌泉、内关。其操作要尤其注意：必须严格掌握针刺的角度和深度，以防刺伤肺和有关动静脉。先直刺 0.2~0.3 寸，然后将针尖向下，紧靠胸骨柄后方刺入 1 寸，咽痒有针感。

廉泉在喉结上方，舌骨上缘凹陷中，前正中线上。通常我们有舌下三针，即外金津、外玉液、上廉泉，都是选用 1 寸针。这些项针可以治疗吞咽障碍、甲球麻痹。操作时要注意，向舌根方向斜刺 0.5~0.8 寸，且针刺时不要说话。

最后一个穴位是承浆，在颏唇沟的正中凹陷处。因为其下布有面神经的下颌支，配伍下关、合谷，可以治疗三叉神经痛，还可治疗口歪、消渴、流涎等。斜刺 0.3~0.5 寸即可。

第三部分　讲　座

一、少阳主骨之惑

各位同学，大家好，今天谈正题之前，我们先来谈一下哲学上对"在者之在""是其所是""何以可能"的追问。对"本体"的追问，是人类思维追根溯源的意向性追求，是人类为自己的思想和行为寻求根据、标准和尺度的不懈追求。

"在者之在"：已经不是我们所需要研究的现象了，已经不是那个客观实在了。这是第一位的要求，要求对客观实在的空间位置进行一个比较准确的描述。

"是其所是"：这个"是"，不是我们通常用的那个系词，是"实事求是"的"是"。你要把基本的、规律性的东西找出来，然后叙述出来，按照"在者之在"叙述出来，讲给大家。这样才是还原了本身的东西。

"何以可能"：为什么这个"是"、这个"在"会在这种情况下发生、出现？它的可能性是怎么实现的？这个可能性，不是仅仅谈它是可能的，关键是前面"何以"两个字，要把这个可能的根据一一说明。

如果我们从这几个方面来做一个学术研究的话，你们就"上路"了。现在你们可能对于很多东西，往往都是去网上搜一下，看一下是怎么回事儿。现在确实比我们当初做学问的时候简单得多。但是这种"快餐式"的灌输经常给同学们造成一种困惑："我拿到一个东西的时候，我不知道怎么去鉴别，我不知道这些信息究竟是对还是不对，好还是不好。"可以说现在在网上经常有这种情况，开始认为是对的东西，过了不长一段时间，结果就变得这个也不对，那个也有问题。这样的情况非常多。

我们以前做研究的时候，所有的资料都是一手一脚从不同的地方拿过来的。然后再经过筛选，筛选的原则就是要还原这个事物本身，要把它的规律性、本质特性给说清楚，最后还要对它为什么发生这样一个事情提出根据，讲出道理来。

在座的各位同学，今后中医学术的发展，重担就在你们的肩上。你们千万在这个方面，一定从现在开始，就要把自己的基本功搞扎实。你们在今后的工作中按照这个学术方法就能做出成绩来。离开了这种学术方法，中医的发展是不可能的。中医的发展不可能光靠看病，这一点大家应该清楚，尽管我们强调临床很重要，治病很重要，疗效很重要，但是假设没有张仲景，没有《伤寒论》，那么中医谈何发展？辨证施治怎么产生？所以学术发展才是一门学科最根本的动力和源泉。

请大家一定要记住。大家不要说"我以后就当个医生，别的我就不管了。"当医生如果不懂学术也不是一个好医生，迟早要被淘汰。你们以后还要与时俱进，大学仅仅是一个学习阶段，还要终身学习，在这个过程中还有很多的发展和要求。我想告诉大家两方面的问题：第一，你在听别人谈话的时候，你听那些人吹得天花乱坠的时候，你问他三个问题，你就通过这三个问题来判定他谈的是真的还是假的。第二，你自己遇到一个现象的时候，对于怎么入手，也需要从这三个方面依次展开，这样才比较公正、客观、科学。这是我们今天在开讲之前，撇开题目先给大家谈一谈的问题。

好，我们来看一下"少阳主骨"这个题目。这是我们今天谈的中心观点，后面我们要把它谈清楚。"少阳主骨"后面有一个"惑"，为什么说"少阳主骨"后面有一个"惑"？这是我们要给大家讲清楚的问题。对于这样一个题目，我们准备从三个方面来叙述。

第一，"少阳主骨"学说是不是真实存在过，是不是一个伪问题。我们必须要有一个比较充分的证据来证明它是真实的。第二，这个学说不可能就几个字而已，肯定有一个内容。这个内容究竟是什么？我们怎么来表述"少阳主骨"的实质？实际上我们对应过来就是"是其所是"，我们要客观地把一系列规律性的东西一条一条地列出来，让大家明白该学说的内容是什么。第三，这个学说如果真实存在，它的根据是什么？它为什么会存在？它的现实意义是什么？这几个问题搞清楚后，"少阳主骨之惑"这个题目我们就讲明白了。

我们首先看《黄帝内经》，我们通常说的"少阳主骨"，指《黄帝内经》"少阳主骨"学说。《黄帝内经》是一本很重要的参考书。那么《黄帝内经》中有没有证据？《灵枢·经脉》是这样说的，"胆足少阳之脉……"那些经脉循行我们暂且不说，然后就到了"是主骨所生病者，头痛，颌痛，胸胁……"注意后面这四个字"诸节皆痛"。这个经文我教了很多年，每一年在讲到胆经的时候，我总是对这几个字有一种异样的感觉。老是觉得这个经文中应该蕴藏着更深刻的含义。"少阳主骨""是主骨所生病者"，究竟意味着什么？我一直找不到答案。后面这个"诸节皆痛"是总结前面的这些痛，还是提出一个新的东西？"主骨所生病"是否指的是全身的骨节都有可能出现疼痛，甚至就是全身疼痛，不限于本经所过的那些部位？这些问题一直困扰着我，我老是觉得这里有问题没有说清楚。

这里给同学们讲一个方法。你们有可能在生活、学习、工作中发现一些问题，但是苦于找不到解决方向和办法。这时不要着急，你把它放一放，但不是忘记它，经常自己去想一想，这样证据一旦出现，这个问题就迎刃而解了。做学问不是说我今天见到一个问题，我一定要在今天就把它解决，不可能的，几千年来都没有解决的问题，你一天、一个月就要把它解决，这是非常困难的事情。所以今后大家在做学问这个事情上，不能强求，强求就要出问题，有可能你的证据就不充分，或者假的证据就出现了。

而在这里，这个经文起码说了一个东西，即少阳经的功能失常与骨病是有联系的。这个话对不对？我们从这条经文可以认为证据不充分，它只说明了一种情况，就是在病理状态下，少阳经和骨病是有联系的，但是不能够说"少阳主骨"。仅仅用这一个证据的话，是不充分的。这个证据说明了一点点问题，但是它没有整个地把我们的题目、中心观点说清楚。这叫"孤证不证"，你只有一个证据不行，要有三个以上的证据，而且它们要构成一个证据链，要有一个连接的、内在的线索，串联起来，有一个内在的逻辑，这样才能够说明问题。这是很关键的。同学们写的论文，总的还是不错的，方法是不错的，但是有一个通病，就是在证据不足的时候，就强行下结论，这样就很勉强，甚至导致错误。

我们来分析一下"主骨所生病"。清代有一位很有名的《黄帝内经》注家，他对《灵枢》做出了非常多的贡献。他的注解是"所谓主骨所生病者，为头痛，颔痛，缺盆，腋下，胸胁，髀，膝外，胫，踝皆痛，乃足少阳经脉所循行部分之为痛也"，这是张志聪的观点。他们认为所谓的"主骨所生病"，就是条文列出来的经脉所循行、所过的那些部位的疼痛，就是我前面说的第一个观点，但并没有解释"诸节皆痛"这四个非常重要的字，他们把"诸节皆痛"等同于经脉所过的这些部位。那这个说法对不对？我们需要对这个说法进行批判，同样在这本书中，他又提出，"少阳属肾，故主骨所生病"。"少阳属肾"这个概念本身也需商榷，因为它本身就不太准确，不是主流观点。"少阳主骨，故诸节皆痛"，你看他直接用"少阳主骨"来解释"诸节皆痛"。所以这些观点看起来不连贯，不是以一语贯之。

我们再来看杨上善的注。杨上善是隋代一位很有名的针灸学家，他的观点也是"主骨所生病"，而"肾主骨"一直到今天都是最主流的观点。大家都是这么说的，所以我也这么说。但在隋代的时候就有不同的注解。所以张注是从本经循行的部位去解释"主骨所生病"，这显然在逻辑上不能自洽，而且局限于疼痛波及的范围。他忽略了经文中一个最关键的词"诸节皆痛"。杨注领会到经文的原意，他强调少阳经所主的骨病是一种普遍性的、多部位的骨病。这样的病不是说关节今天被扭伤，踝前部出现疼痛，我才把它称作少阳经，局限在少阳经所过，不是这样的。少阳经所主强调的是普遍性的、多部位的骨痛，就是"诸节皆痛"，有可能是全身或者大部分的关节出现疼痛，而且把它作为少阳病的一个特征，这才是"主骨所生病"本来的意思。所以杨氏的注解较深刻地把握了经文的真正内涵。这说明《黄帝内经》中有证据把少阳和骨病联系起来，但是不是孤证？我们就要查《黄帝内经》，仔细地翻阅《黄帝内经》。

少阳主骨与骨病相关不是孤证，要得到这样一个结论，我们必须在《黄帝内经》中找到不同的经文。首先《灵枢·经脉》已经讲了，此外《灵枢·根结》还有其他的三篇文章，同样出现了这样一句话，"少阳为枢……枢折则骨繇"，"繇"字读"摇"，就是"摇动"的意思，"骨繇"是《黄帝内经》中提出的为数不多的病名之一。骨摇动不安于地，就是"甩"的，不稳的，放到地上就折了，这种病就称为"骨繇"。比如有些老人，他们在晾衣服的时候，把晾衣竿的那个叉撑起来，也许就是这样手一抬、手一伸，往外上这样一送，手就有可能断了。晚上起来上厕所，走进卫生间，骨头就断了。这种情况就是我们说的"骨繇"。"骨繇而不安于地，故骨繇者取之少阳"，这在《灵枢》三篇中都有记载。在《素问》中有没有？在《素问·厥论》中有这样一句话，"少阳厥逆，机关不利，机关不利则腰不可以行，项不可以顾，发肠痈不可治，惊则死"。这一句话非常重要，它说明我们少阳的病，其病理变化是有阶段的，不是"诸节皆痛"这么简单而已。随着病情的发展，症状会加重。

"少阳为枢，枢折，骨繇不安于地"，这是一个情况，第二个情况就是"厥逆""少阳厥逆"时，会出现"机关不利"的"腰不可以行"。这是一个特殊的语法。腰是摇而痛的，所以连走路都困难，骨头一旦动摇，骨折就会发生，这时腰就不可以行，项当然也不能够顾、不能够看。他说当"少阳厥逆"的时候，颈项转动都有问题、有困难。

我们在古书的病案中经常会看到脊椎骨塌陷，把整个人体的胸腔和腹腔压缩后，造成空间不够，胃肠功能受到损害，容易出现肠痈、肠梗阻。肠痈则非常容易导致死亡，在古代几乎没有办法治，现代治起来都很困难。

"惊者死。""惊"和"骇"是联系在一起的。大肠属什么？属"金"。当遇到惊骇的时候，这个病人就容易死。这是《素问·厥论》中一个很重要的提示。古人把这些问题研究得非常仔细，把一个病的情况给你讲得非常透彻，而且把它的一些鉴别诊断也交代得比较清楚，只不过现在的人很少有善于读古书的，这也是大家今后要注意的。

在《灵枢·终结》和《素问·诊要经终论》中有一句话，"少阳终者"。我们前面说"少阳折"，然后说"少阳厥逆"。此处出现了"终"，讨论如果少阳的经脉之气处于终结状态的时候，又会出现什么情况。此时就会出现全身各个关节都管不住，"耳聋百节皆纵"的情况，这就是"少阳终者"。我们把这些经文联系起来看，《黄帝内经》实际上连贯地说了一系列少阳的病理变化。对于这些经文，注家的解释略有不同。比如现在有些注家从足少阳主筋来解，因为肝主筋，肝和胆相表里，所以说足少阳也主筋，既然主筋，"百节皆纵"就是筋纵，不是骨纵，当然筋骨本来是有联系的，但是这里我们关键是要证明本身就是骨纵。你看王冰的解释，他说："少阳主骨，故气终则百节纵缓。"他根本不谈筋，就是百节全部不行了。明代的针灸学家汪机也有这样的说法。所以王冰的观点对解释这个经文是有指导意义的。

这些证据虽然多，但是依然没有解决"少阳主骨"的问题，所以需要新的证据，一旦新证据出现，整个事件就有可能彻底改变了。"少阳主骨"出自《素问·热论》，但是现在的《黄帝内经》版本参照唐代王冰所注的《素问》，更遗憾的是，王冰通行本所参照的全元起《素问》训解本，却自宋代中期亡佚于战乱烽火之中！全元起保存《素问》早期面貌最为完整，林亿也是根据它而批评王冰的，其亡佚对"少阳主骨"的证明可谓是致命的。因此，宋后以至明清，乃至近现代的一大批优秀《黄帝内经》注家和医学家，都无缘亲睹全元起注本，只能空作推证演绎而不能或不敢定论。

明清的张介宾、汪机、马莳等，枉有心力，却无可奈何。现代学者如北京的程士德、王洪图，上海的李鼎等，又陕西的董炳耀及衣正安等，也曾力主"少阳主骨"之说，但因无理据的支持，人心积习既久，终叹无救正之日。故若没有全元起《素问》出世，就没有实证，"少阳主骨"仍然犹如一团迷雾。缺如生理功能上的直接关联、病理联系，临床治疗便沦落为无源之水、无本之木。

这种情形一直持续到 20 世纪末。21 世纪伊始，因缘际会，人们倏然间看到了两个显著的变化：

一是 2001 年上海中医药大学段逸山教授，历时五载，完成了《素问·全元起本研究与辑复》一书，由上海科学技术出版社出版。从全元起注本的学术价值判断，它基本保留了《素问》早期传本的面貌，因此，它对王冰通行本具有可靠的校勘作用。对于"少阳主骨"之说，由于全元起注本重新现世，终于结束了只能存疑而不能一锤定音的局面。

二是国际骨生物学研究取得重大突破。这一突破酝酿于 20 世纪 80 年代中期，得益于基因技术的成熟应用。2000 年前后，一系列骨代谢调节的研究成果，为世人勾勒出破骨细胞与成骨细胞相偶联的奇妙关系，而这个关系在调节骨重建、维持骨稳态活动中扮演重要角色。2001 年美国国立卫生研究院（NIH）修改了骨质疏松症的定义：以骨强度下降、骨折风险增加为特征的骨骼系统疾病。新定义强调"骨强度"的概念，强调骨量和骨质量的整合，改变了以往只关注骨量的倾向。这些进展也让我们领悟到骨生理活动更为深刻的机制，并重新审视"少阳主骨"的含义。

　　基于上述内容，我们认为更深入地推进对"少阳主骨"的理论研究和科学实验的条件已经成熟。

　　对于"少阳主骨"的学术研究，有如下几个重要的历史节点：《黄帝内经》时期"少阳主骨"学说基本确立；唐代王冰《素问》注本纰缪流传，以致该学说逐渐废弛，临床应用几近缺如；宋代靖康之变全元起注本亡佚于战火硝烟中，再无实证推翻王冰之误；嗣后，虽有历代有识之士提出异议，间或有零星的临床应用，但始终未能进入中医主流而获得应有的学术地位；直到段逸山先生的《素问·全元起本研究与辑复》现世。

　　由于有了全元起本的实证，基本可以否定王冰之误，肯定了"少阳主骨"是历史真实。这为后续研究工作奠定了坚实的基础。我们也正是追赶着这个历史节点，顺势展开了新的研究工作。

　　2004 年前后，我们聚集了针灸学、中医学、骨科学、生物化学和病理学方面的专家，对"少阳主骨"开展专题综合研究。2006 年我们获得国家中医药管理局科研专项课题资助。后来几年间，我们不断创新研究方向，又相继获得四川省科技厅、四川省教育厅及四川省中医药管理局的多项科研课题资助。2012 年获得国家自然科学基金委资助。同期，我们也关注到国内不少同行将目光投向该研究领域，实在令人深感欣慰！

　　围绕"少阳主骨"，我们已完成一些初步工作，包括《黄帝内经》中相关经文的搜集与解读，先从考证入手，厘清并讲述"少阳主骨"学说沉浮的千古之谜，还原其早期面貌。随后对其理论的基本内容及意义进行重点阐述，值得留意的是，基本内容的讨论不只空对空的理论推衍，而是以我们科学实验的证据或者国内外骨科学最新研究成果为依归，言必有据，不玩文字游戏。同时历史地评价"少阳主骨"的学术成就，展望其诱人前景。公开发表论文和出版论著，展示我们的研究工作，既有对"少阳主骨"理论的直接验证，也有对其背后规律和机制的探讨，更有可作为旁证的临床应用研究。

　　因此，今天围绕"少阳主骨"经文的追溯与验证，跟大家分享了以上内容，希望大家能够从我们研究工作递次发展演进中更深刻地感受到"少阳主骨"的真实底蕴，从而理解《黄帝内经》中博大精深、丰富多彩的理论知识和临床经验，为将来自己的中医研究奠定基础。这也是我们在这儿学习的目的之一。今天的讲座就此结束，谢谢大家！

二、皮腠生神

大家好，我们今天在这里谈谈中医学对皮腠、营卫、神的有关认识。

营卫在中焦生成，是水谷精微所化，但是它在中焦生成以后，为什么会循着经脉外出体表？它外出体表的目的是什么？这是非常重要的问题，如果没有必要，它不会到体表去，用"和调于五脏，洒陈于六腑"，就说清楚它的功能了。对于它为什么要外出体表，大家要思考一下。

中医学是一种很奇特的医学，它发展出非常丰富多彩的外治方法，如针灸、推拿、贴敷（薄贴）等。中医把这些方法发明出来，而且在临床实践中取得好的疗效。它们的治疗部位都一致瞄准皮腠！这是外治法取效的原因，其作用机制是一个很关键的问题，我当初之所以选择皮腠理论作为毕业论文，就是想回答这样一个非常重要的问题。

"血脉营卫，周流不休"，经由五脏气化之后，在肺、心、百脉的共同作用之下，将精微物质输入皮腠，在皮腠营卫合以大气，这个过程称为营卫气化。营卫气化过后，最终将上述传过来的精微物质转化为一类具有特殊生理作用的神气，它在中枢的参与和调控下发挥功效，调节全身的生理功能，最后达到气归于权衡的目的。这就是皮腠神气变生机制的简约过程。

神气的生理作用有下面四方面。第一，它可以"宣利气血，燮理阴阳"；第二，有"抗御邪气，抗病防病"的作用；第三，这种神气生发触觉，也就是皮肤的感觉是由这个神气来生发的，"生发触觉，神气之用""驱行针药，神气取效"；第四，神气发挥重要的生理调节作用。

皮腠是人体最大的一个器官。我们想一下：人体其他器官，哪一个有皮腠这么大？都没有！整个人体都在"臭皮囊"里包裹着，所以这是人体最大的一个器官。中医是怎么认识皮腠的？皮腠就是皮肤腠理，可能大家对五脏六腑很熟悉，对皮腠可能就不是那么熟悉。

皮腠的构造有这样几个层次：皮要分层，现在我们知道有表皮、真皮，皮之下我们才叫作"肤"，肤是皮下的一些疏松组织和脂肪组织。极度营养不良的病人，外面只有一层皮质，里边就是骨头了。这叫作"有皮无肤"，是极虚，原气大伤的表现。除了皮和肤之外，还有分肉，分肉不是肌肉，它在皮肤和肌肉之间，分肉里面也运行着营卫气血。这是三个基本层次，然后在皮腠之间有许许多多的腠理。腠理其实是络脉和孙络不断分化，越分越细，分到最后形成一个密织交叉的立体网络结构，我们把它称为络脉孙脉结构。

所以皮肤从构造上来说有这样四个部分：皮、肤、分肉、络脉孙络结构。皮肤的特点如下。

第一，它是人身的屏障。皮肤是人体和外界的分野。出了这个皮肤，就不叫"我"了，在这个皮肤里面才是"我"，所以皮肤为人体和外界的一个分界，同时它又是人身的屏障。

第二，皮腠包括全身，它既与外界直接接触，又和体内的脏器组织有密切的关系，这是一个很重要的特点，它是内外两极中的一极。我们人体的"内"，一般来说，指的是五脏六腑；"外"，指的是皮腠。一极在内，五脏六腑；一极在外，皮腠。皮肤既可以与外界环境直接联系，又和内脏器官有非常密切的关系。由络脉和孙脉在皮腠外周构成首尾衔接的一个密织交叉网络，导致营卫之气从线状、网状的流行，变成面状的弥散，因而能充分与组织接触，这个结构称为络脉孙络结构，也可叫作玄府。络脉孙络结构是营卫血气浅出皮表、皮阳之气内达于经脉必须依赖的渠道。

皮肤有非常独特的生理功能，它是人身气机的门户和枢机。注意枢机这两个字，过去，我们总是认为枢机是在内的，都是由主要的脏腑来把持。但是皮腠本身就是一个枢机。《医述》中有一段话，用树木外面的树皮来比喻人的皮腠。树木之精之所以能够上行，完全是因为树皮把精气吸起来，这样树木之精才从根部往上走。人的气机要运转，也需要皮腠做工作，《黄帝内经》称之为"生气通天"。再谈谈玄府：什么叫玄府？按照杨上善在《太素》中的注解，所谓玄府，就是汗孔，就是腠理。刘完素发展了玄府理论，他说在《黄帝内经》中确实说玄府是皮肤的汗孔，但它是一个气液流行的结构，所以人体的毛发、筋骨、骨骼、脏腑，甚至万物都有玄府。刘完素把玄府的概念推广，他说玄府是人体之气升降出入之门户。刘完素的思想还仅仅停留在门户上面，还没有提到枢机。后边人们已经认识到皮腠实际上除了作为门户，还是一个枢机部位。

第三，皮腠是营卫生理功能代谢的场所。用《吕氏春秋》的一句话来说就是"用其新，弃其陈，腠理遂通，精气日新，邪气尽去，及其天年"。这一句话的思想就是"弃旧用新"。腠理保持通利的状态。我们人身上的精气一天天都是新的，叫作日日新，每天、每时、每刻都是新的。由于精气日新，所以邪气就进不去，而且里面产生的邪气也会排出来，人就可以保证"及其天年"。天年是多少年？一百二十年。

皮腠还有其他一些功能，我们这里不做重点介绍。

《黄帝内经》中有这样的记载："皮者道也""皮肤为阳""人皮应天"。皮肤是阳、是天，人体的阳气要在皮肤进行一番气化活动来跟外界进行交换。

下面我们谈一谈营卫气化。先下一个定义：营卫气化是由营卫之气的升降出入运动而产生的变化，也就是营卫的运动。气化的过程有一个开始，也需要一个结尾。气化触发于营卫的离合交感，以营卫之气实现新陈代谢而结束。它包含物质代谢和能量代谢两个过程，所以我们可以把营卫气化叫作新陈代谢。它是我们生命过程中不可或缺、不可须臾离开的链环。在营卫气化中，人身的气、自然界的气、天地的气相互沟通、相互交换，构成了人与自然的和谐统一。中医主张"天人合一"，这不是一句空话，是要拿实际的东西来解释的。

我们回顾一下营卫的问题。这历来是中医学的一个重大问题。"人之一身，本乎营卫"，这句话出自明代医学家王肯堂，其《证治准绳》开篇第一句话就说"人之一身，本乎营卫"，用这八个字来作为开头，这是值得我们深思的。他为什么不说人之一身，本于五脏？人之一身，本于心肾？人之一身，本于脑的元神？这些他都不说，他说"人之一身，本乎营卫"，这里把营卫作为一个很重大、最重要的问题，首先提出来了。

下面简单给大家介绍一下营卫的源起和沿革。营卫滥觞于《黄帝内经》，《黄帝内经》中有关营卫的论述太多了。比如《五十营》《营卫生会》《营气》《本脏》《邪客》《卫气》《卫气行》《卫气失常》，以及《素问·痹论》等，每篇文章专门讨论一个问题，分别讨论营卫的不同问题，其他散在的论述更是不胜枚举。因此《黄帝内经》的营卫内容已经非常成熟了，其中论述了营卫生会之源、分布、循行路线、生理功能、病理变化和营卫治疗的方法原则等一系列问题。因此《黄帝内经》中的营卫学说应该说是最具完整体系的一个理论，也是中医学对于人体病理生理探究最具特色的一个内容，但是，由于《黄帝内经》涉及营卫的东西太多了，所以《黄帝内经》对营卫运行的过程，有时这篇文章和另外一篇文章中的观点有相互矛盾的地方。比如从来源上来说就有"卫出上焦""卫出下焦"这样一些说法，这些相互矛盾的地方就给后世医家带来很多的困惑。我们肯定《黄帝内经》对营卫问题的贡献，同时《黄帝内经》中有些观点是相互矛盾的，这一点我们也需要注意。

正是因为《黄帝内经》的营卫内容已经比较成熟了，所以我们认为其发源不是《黄帝内经》，而是《黄帝内经》以前。

《难经》继承和完善了《黄帝内经》，《难经》对于营卫问题的主要贡献就是肯定了营卫是相伴循行的，后世很多医家都认为《难经》说得对，《难经》对《黄帝内经》的这个补充是完全正确的。

《伤寒论》继承了《黄帝内经》《难经》之说，然后张仲景把营卫学说充分地运用到临床，创造性地提出了六经论治体系。六经的太阳病的内容在《伤寒论》中是非常多的，而且第一组方就是调和营卫的组方，即《伤寒论》中的桂枝汤。当然，现在看来桂枝汤是不是张仲景所创还有所争议，我们暂时不讨论这些问题。张仲景认为生理上营卫相伴相随、刚柔互化。所以他说："阴阳相抱，营卫俱行，刚柔相得，名曰强。"在病理上这个营卫之气仍然是相互影响、相互为用的。

唐代，孙思邈对于营卫也提出了很多有价值的观点，我们不再仔细地讲了。明清时期，各个伟大的医学家都不约而同地在自己的著作中把营卫作为一个非常重要的问题提出来讨论。营卫问题在这一个特定时期吸引了这么多伟大医家的注意，这说明其中肯定有道理。近代有一位非常有名的中医大家，叫作任应秋。任应秋组织他的学生编了《中医气血资料汇编》一书，把明清医家对营卫的认识大篇幅集中起来，取得了非常大的成果。下面我来介绍一下这些成果。

明代医家我们就只谈三位。第一位是针灸学家汪机，他也是外科专家和中医学家。他在《石山医案》中有一篇《营卫论》，体现了他对营卫非常重视。《营卫论》中明确地指出营卫二气的关系是"营中有卫，卫中有营"，比《难经》的观点稍稍进一步，《难经》只是说营卫相随，汪机这里直接提"营中有卫，卫中有营；营与卫，异名而同类"，这个是汪机的贡献。

明代著名的针灸学家杨继洲指出"百病所起，皆始于营卫""故欲治经脉，须调营卫"。

明代还有一位百科全书式的医学家，叫作张景岳。他是非常了不起的。他认为"营中未必无卫，卫中未必无营"，然后说"此人身阴阳交感之道，分之则二，合之则一"。从这段文字，我们可以看出，张景岳已经提出了营卫之气有交感互化的过程，这有非常重要的意义。

到了清代，喻嘉言认为营卫是非常重要的。"营卫之义，圣神所首重也"，他重视"卫行脉外，营行脉中"的含义。《黄帝内经》中有"五十营"的说法。一般来说，营气白天循着十二经脉在我们体表走二十五个周次，到了晚上就入于阴在我们五脏中又运行二十五个周次，这样合起来就是五十个周次。这个道理很好，但是出现一个问题，那卫气怎么运行？卫气如果和营气一样地走，白天走二十五个周次，晚上走二十五个周次，那它的功能怎么体现？营气和卫气是不是并行的？喻嘉言在注释这个问题时就提到一个观点：卫气昼行于阳二十五度，这时，也就是卫气"王"（即"旺"之意）的时候；而营气夜行阴二十五度，是"当其王"。所以营卫还是相偕的、相随的。因此他说营卫二气"往来贯注，并行不悖，无时或息"。喻嘉言解释得非常好，非常到位，把《黄帝内经》中有些矛盾的地方校正了，这是他的一个贡献。另外，喻嘉言认为营卫二气中"卫气尤在所先"，比如邪气由表入里的这个过程首先伤及卫气，卫气先病，当邪气渐进深入的时候，才伤到营，营病在卫病之后。我们现在有一个卫气营血辨证，"卫气尤在所先"这个思想有可能是卫气营血辨证的一个开创性想法。

清代还有一位很重要的学者，叫作周学海，他对营卫问题非常重视，而且贡献很大。他在《读医随笔》中有一篇专论叫作《升降出入论》，提倡：升降出入是营卫运动变化的基本形式。虽然升降出入是《黄帝内经》提出来的，但是周学海能把营卫放到升降出入中，这就是他的重要贡献，他可以说是提出"营卫升降出入"的第一人！然后他还讨论了营卫和精、气、神之间的关系，在讨论神的时候，他说："神者，气与精之华也。"

黄元御是清代的一位非常有名的大医家，他是营卫升降出入学说的集大成者。黄元御对营卫的生成、布散、升降、变化等做了详细论述，是明清医家中比较有代表性的人物，他提出了比较有代表性的营卫气化观。他甚至点出了神气化生这个重要问题，比如黄元御指出营卫升降出入的目的是"卫气清降而产阴精……营血温升而化阳神"，他虽没有展开来论述，但是已经点出里面有"精"的问题，有"神"的问题。这应该是营卫论战中最重要的成果之一。刚才我们把营卫问题简单复习了一下，结论是什么？从《黄帝内经》至明清，古代医家已经厘清了营卫来源、运动的基本规律、生理及病理意义、临床方面的应用，为营卫气化和营卫新陈代谢的深入研究做好了准备，这就是我们对营卫论战成果的评价。

我们来看一下营卫是怎么运动的，营卫升降出入的特点是什么。第一，营卫运动的绝对性规律，表现在《灵枢·动输第六十二》这一篇中："营卫之行也，上下相贯，如环之无端。"然后《难经》中说："营行脉中，卫行脉外，营周不息。""如环无端""营周不息"都说明一个问题，那就是这个营卫运动是谁也挡不住的，它是绝对的。第二，营卫运动有一定的形式，基本形式就是升降出入，而且是卫降营升。我们设想：营卫可以在心、肺、百脉的作用下顺着脉管这样运行，这是我们能想到的一个形式，但是由于营卫的基本形式是升降出入，而且是卫降营升，卫气要降下来，营气要升上去，卫气又要降下来，这样不断地变化。它在脉管中是这样运行的。黄元御说得好："卫气为阳，然气降而化水，是自阳而之阴也……营气为阴，然血升而化火，是自阴而之阳也。"这就把卫降营升的基本形式说得很清楚。营卫相随，阴阳怎么样才能够靠在一起走？如果阳走阳的，阴走阴的，那么肯定不行，肯定要分家！阳的越往上走，阴的越往下走，这时就需要阳降下来，阴升上去，这就是《黄帝内经》中说的"天气下为雨，地气上为云，云出地气，雨出天气"，如果离开了阴升阳降，自然界就要崩解，阳的跑到外太空，阴的陷到地下去了，这样就不能形成一个良性循环，营卫运动也是如此。它还有一个特点就是运动的途径和场所是经脉、络脉和皮腠。在黄元御晚年的一本著作《素灵微蕴》中，他把营卫升降出入论拓展了。所以我们看一位医家的书，要全面地读，不要只读他早期的部分，有些内容也许正是他后边要修正的，结果我们没看到。黄元御拓展了营卫升降出入的部分，这是他晚年的著作中比较全面的营卫升降出入之说，把皮腠、经脉、营卫，甚至五脏构成一个完整的体系，这是黄元御非常重要的贡献，我们因此说他是集大成者。

再谈谈营卫气化。营卫气化是什么？是升降出入的一个必然结果，营卫气化是由营卫升降出入运动而产生的变化，引发于营卫的离合交感，而且以营卫实现了新陈代谢而结束。什么叫离合？《素问·阴阳离合论》指出营卫的离合指的是营卫之气"聚散相荡，升降相求"的一种趋势，一会儿分开，一会儿收拢。这种趋势想合而无法合，"相兼相制，欲一之而不能"。这种状态我们就称为离合。什么叫交感呢？交感是指营卫之气"循环迭至，氤氲相接"的一种状态。这个说法是不是有根据？首先，营卫会不会发生离合交感，关键是看它自己内部产生的内动力。内动力是什么？一个是阳，一个是阴，阴阳相引是营卫离合交感的内在动力。"自力更生"这个词大家虽很熟悉，但是经常都用错，自力更生其本意是你不用做什么，它自己有这个能力，有这个本能，这话出自《史记》，有一个言官对汉武帝说，老百姓本来就是自力更生，你不用过度限制和管理他们，他们会自力更生。营卫的离合交感其实就是自力更生的表现，因为离合交感主要发生在外周，此处结构非常特殊，既内接经脉，又外接皮腠，是营卫气血浅出皮表，表阳之气内达经脉的必经途径。《黄帝内经》说"孙络三百六十五穴会……以通营卫"，就是说孙络与穴位相会的地方是用来通营卫的。张景岳对"以通营卫"作的注是"表里之气，由络以通"，故才把它叫作"以通营卫"。络脉孙络结构存在于皮腠，就是为了发生营卫交感。络脉孙络结构导致营卫之气开始从线状和网状流行变成了弥散的状态，这个弥散的状态就是离合交感，由此触发了营卫交感。张志聪说得好，张志聪说："脉内之血气从络脉而渗灌于脉外，脉外之气血从络脉而溜于脉中。"这个情况就是离合交感。营卫气化首先是离合交感，其唯一的目的是要完成新陈代谢，要弃旧用新。

民国医家蔡陆仙汇编的《中国医药汇海》中，有个叫赵意空的人说："卫行脉外者，其气交感于脉中矣，营行脉内者，其气交感于脉外矣。"这就说清了营卫交感的目的就是要完成新陈代谢。他说交感过后出现的状态，就是阳津阴液，交相感触，并且又合以大气，于是"谷精渐以变化，温度籍以保存"。这是一个很重要的地方，发生离合交感之后新陈代谢就开始出现，离合交感就是新陈代谢的一个前提条件，离合交感的趋势状态根源于营卫的自身运动，导致新陈代谢的发生。这个转化不是转换，不是交换，不是说营交换成卫，卫交换成营，而是类似"天气下为雨，地气上为云"这样的变化，即营要向卫转化，卫要向营转化，这个转化是非常重要的。相互转化既包括营卫的转化，也包括某些精微物质的转化，黄元御的观点说皮腠这里，卫气清降的时候就要产阴精，营血温升的时候就要化阳神，同时合以大气，谷精就出现变化了，这个变化就是营卫自身转化，它是一个复杂的物质代谢过程。物质代谢必然伴随能量代谢。在物质代谢过程中，肯定有些反应要吸收热量，而有些反应要释放热量，所以我们的机体就把多余的能量储备起来。我们是恒温动物，如果体温不够，人就不能正常生长发育，也不能保持正常的生理功能。以上就是营卫的新陈代谢。

小结一下，营卫气化的生理学意义是什么？最重要的就是弃旧用新。营卫气化就是人体与天地实现物质转化和能量转化的过程，是机体代谢的一个重要方面。新陈代谢实质上是与周围环境进行物质代谢和能量代谢。新陈代谢是生命的最显著的特征。

营卫为什么会从中焦到皮部，到皮腠，为什么辛辛苦苦走这么一趟？它要干什么？它就是要完成新陈代谢的使命，达到这样一个目的。由此我们人体内的精气得以更新，推动脏腑生理功能，确保机体的正常生长发育和生命延续。没有这个过程，那是不可想象的。营卫有异常复杂的代谢过程，其中有两个必要条件：一是正常有序的升降出入运动，二是大气的供给。这非常重要的两个条件都需要依赖络脉孙络结构，其本身的结构和功能都必须正常，才能够完成正常的代谢。《灵枢》中说："皮肤涩，分肉不解，则行迟，留于阴也久，其气不精……"重点在"其气不精"，这段话说明了皮腠、络脉和孙络的结构和功能，一旦发生变化，就会导致营卫运行稽迟，最后势必营卫气化发生"其气不精"的变化。"其气不精"其实是内生的邪气。所以要确保这个结构和功能正常，这是营卫气化非常重要的渠道。

现在讲我们课题最重要的内容，就是皮腠神气变生。前面我们谈了营卫气化，营卫之间相互转化，由于有了大气的参与，所以它具备产生新物质的条件。我们都知道，物质不灭，要守恒，营卫之气在运行过程中，营转化为卫，卫转化为营，如果没有新东西添进来，就只能够这样转来转去，但是营卫到了皮腠就不同了，由于有新来的大气，有新的物质进来，在营卫互相转化的同时，还化生出一类新的东西，这就是皮腠神气变生的重点。在肺、心、百脉的调输下，营卫在皮腠新陈代谢过程中化生出一种具有重要生理活性的至精至微的超小物质，其轻疾而灵、善转不回、趋内而具生理调衡的效能，称为神气。这并不是我们的发现，《黄帝内经》和历代的很多医家都提到过这种发生在皮腠的神气，只不过没有弄清楚它产生的一系列机制。

神是一个重要的概念，有广义和狭义之分。广义的神泛指生命机能，也可以指某一类非常精微的物质，而且作用非常奇特，非常微妙，"皮腠之神"就是借用广义的神。狭义的神就是指精神思维活动、意识。"皮腠之神"不是精神思维活动，不是意识所产生的。《灵枢·小针解》中说："神气者，正气也。"即说神气指人体具有抗病功能的物质。《素问·宣明五气论》中的"血气者，人之神"也是类似的意思。

下面我们仔细地分析玄府：玄为"玄明"，"府"可以训为"聚会"。玄府实际上就是"神生而聚"的地方，为什么说玄要生神？《素问·天元纪大论》中很明确地提出"玄生神，形气相感而化生万物也"。所以玄和神之间本来就有固定的联系，玄府在《黄帝内经》中用来指皮腠的汗孔，汗孔又叫"鬼神门"，这不是偶然的。《黄帝内经》中就直呼它是"鬼神门",说明古人已经认识到皮腠之间有神气往来,在《灵枢·九针十二原》中甚至说"神乎,神客在门",意思是说,在门上的这个神是客居在这里,随时都要迁移,所以称之为客,因此这个神就该解释为"神气、正气",《灵枢·小针解第三》中说"神气者,正气也",正好就是解释《灵枢·九针十二原》的,把它们联系起来就可以看到,《黄帝内经》已经认识到在皮腠的表面有神气游行,有神气往来。

下面是神气变生机制的论据。首先来看《素问·经脉别论》中的说法。"别论",就是论述与所说的东西有非常重要的相关性的一些其他问题。神气变生机制属于经脉的内容,属于营卫运行的内容,所以《素问·经脉别论》就来讨论这个非常重要的相关性。

其中这段文字大家很熟悉,但是理解起来,可能经常出错。"脉气流经,经气归于肺,肺朝百脉,输精于皮毛",一般来说,我们说肺输精于皮毛,这个大家是没有疑问的,但后边这二十一个字,就是关键了,它们概述了皮腠神气变生的简略过程,就是"毛脉合精,行气于府,府精神明,留于四脏,气归于权衡"。现在我们一句一句地来看。请大家注意一下,"毛脉合精"接的前一句是"输精于皮毛",所以才有毛,才有脉,对于"毛脉合精",张志聪作注说:"夫皮肤主气,经脉主血,毛脉合精者,血气相合也。"原来血气经过五脏输注,到达皮腠这里,就出现了"毛脉合精"的变化,就是我们前面说的离合交感,暗喻着皮腠营卫气化要从这里开始。这一句话最关键。"行气于府",首先这个"府"字,各家的训释是不一样的。王冰、马莳、张介宾分别把"府"训为膻中,也就是胸口气会的这个穴位;而张志聪的训为"六腑"。只有清代的一位很伟大的针灸学家,他同时也是《黄帝内经》专家,提出"毛脉合精,则行气于玄府",他把这个"府"训为什么?训为"玄府",视为卫气,"玄府者,腠理也"。我们把这三个不同的观点仔细加以思考,实际上吴注的意义是非常接近的,非常接近经文,这里还在皮毛,还在"毛脉合精",行气怎么突然又到膻中去了?这穿越是不是大了一点?如果说到六腑,反而有点道理,因为六腑也是可以通天的,至于在六腑中能不能够产生神气,现在我们不好讲,但是起码说到六腑还稍微靠谱一点。因此这个"府",既包括玄府,也包括六腑,是可以这样讲的,但如果直接就说它是六腑而不是玄府,却不恰当。玄府是紧接着文字的逻辑来的,所以"行气于府",还是说行气于玄府比较好,或者说行气于玄府和六腑比较好。因为在我们的六腑,比如胃、大肠、小肠它都是可以通天的,有可能发生生成的变化,我们也不敢说它没有,但是膻中就离谱了,所以说玄府比较好。

对"府精神明",只要确定了"府"是玄府,下面这句话就比较容易理解了,精和神交聚于玄府中,神生而明,什么叫"明"?"明"就是日月相合,整个世界就会产生光亮,照亮万事万物。所以精气交聚于玄府,神一产生,就要发挥生理效应，这个"明"是它的作用，"神生而明"。"留于四脏"，李中梓注释这个"留"要作"流"，也叫作"溜"，即溜行四脏或流行四脏。中医理论中的脏指的是内部，指的是中心，有这个含义，说明神一旦产生，尽管它是在皮腠产生的，但是它轻疾而灵，具有朝中心走动、穿行的特性，所以此神轻疾而灵，具有趋中心的特点。四脏没有包含什么？没有包含心，而心要总调控这个神。对于四脏的解释，也有说四形脏（查资料得：一为头面，二为口眼耳鼻，三为四肢，四为皮脉筋肉骨），由于心要参与神的内行作用，所以没有提心，这是一个非常重要的特点。最后这一句话最重要，神哪怕很少、很小，却能够产生巨大的放大效应，它能够使全身的气归于权衡，而且随发随应，轻疾灵验，和调于全身，导致全身的血脉、气血都归于权衡。这一段话就给我们展示了皮腠神气变生的简略过程。

简要概括一下皮腠产生的神气的四个性用：第一，宣利气血，燮理阴阳。经文有明确的记载，这个神具有气归于权衡这样一个强大的生理效应，气的通和要靠这个神来调节，才能够阴阳均平。神气有可能调节这个结构的功能状态，从而收到宣利气血、燮理阴阳之功。因为这个结构是我们全身气血运行正常与否的关键，所以神直接作用在这个结构上，从而对全身的血脉、气血、营卫之气起到调节作用。

这种神具有抗御邪气、抗病防病的效用。《灵枢·小针解第三》中直接就把皮腠神气叫作正气。皮腠分肉之间的卫气就是通常我们说的卫气，它有防病抗病的作用，这个卫气就是皮腠神气。所以李东垣说："卫者，元气七神之别名也，护卫周身，在于皮毛之间。"我们就要问从体内产生的卫气是水谷精微的哪一部分？慓悍之气，它在中焦产生并循行于经脉之中，起初并没有卫外的功能，李东垣这番话就是一个力证，在《素问·生气通天论》中也有类似的记载，请大家注意注意这几个字，阳因上而卫外。它如果不走到皮肤上，不走到皮腠上，就没有卫外的功能。只有到了皮肤以后，被活化、激发变成皮腠的神气之后，才有卫外的功能。马莳注得很好，他说："天运当有日为光明，人当有此阳气……上升于皮肤分肉之间。"上升于皮腠分肉之间干什么？变成皮腠的神气，于是才有抗病防病的作用。这与现代医学对皮肤免疫的研究非常吻合，目前发现皮肤表皮能够衍生出多种免疫因子，促进 T 淋巴细胞的分化，并且能够识别处理抗原，以及执行免疫监视。

皮腠之神的一个关键性作用就是生发触觉。皮腠的触觉一般来说指的是触觉、温度觉及痛觉，以及比较轻一点的痒感和麻感，这些通通都是由皮腠之神所生发的。中医学历来把人体的感觉归结于神气的作用，比如眼睛的视觉、鼻子的嗅觉、舌头的味觉、耳朵的听觉，都被归于神气的作用。皮腠之神不是思维之神，范缜曾经区分过"感觉之神"和"思维之神"，这两类神是不同的，他说，手足有痛痒之知，没有是非之分，手足虽然说能够知痛知痒，但是它不知道这个痛是谁打击造成的，它分不清楚是非。这个是非靠哪里区分？靠我们思维之神来区分，而感觉之神只能够区分痛痒。所以张景岳说"物之根于中者，以神为主，而其知觉运动，皆神机所发"，这是第一点。第二点就是皮腠感觉产生于皮腠神气的作用，我们前面已经说了，它的机制可能是外加刺激作用在孙络络脉结构上，影响到神气的化生和运转，引起神机径路的发动，然后再把这个信息传输于脑，从而产生皮腠的感觉。皮腠的感觉或者触觉很奇怪，你们说它有什么特点？它要在离合的动静变化中才能够产生！

比如当我穿衣服的时候，因为我有触觉，我感觉到了，穿这个动作影响到了神，但是我穿上以后就忘了，几乎没有感觉我穿着衣服。你们穿着衣服是一天到晚都在感觉吗？你有时没有想到，没有动的时候，就不会产生感觉。你看我们把这只手压在另一只手上，刚一压上去的时候，有感觉，但你压一个小时看，你可能做其他事情，这感觉就没有了，就忘了这里是压着的。所以在合的时候感觉就不产生，但是如果刚要离开，比如我刚一脱衣服或手刚一拿开的时候，感觉又出来了，所以皮腠感觉的特点就是要在离合之间才有非常明确的感觉，如果这个刺激老是放在那个地方，虽然说还是影响到皮腠神气的生成，但是感觉不深、不敏锐。另外它的强度是由刺激的性质、量，以及波及神气变生的程度这几个因素组合起来共同确定的，这应该好理解。但是我们的素质禀赋、人体阴阳的偏盛偏衰，也会影响神气的产生，从而影响皮腠感觉的产生。《黄帝内经》说"重阳之人其神易动"，阳气很盛的人其皮肤感觉非常好，所以他不扛打，一打，他这个神气就动了。而意志坚强的"颇有阴"之人，他的阴就稍微强一些，这时"阴阳之离合难，故神不能先行"，所以他皮肤的感觉就没有那么敏锐。

最后讲一下驱行针药，神气取效。《素问·汤液醪醴论》中指出：当一个人"形敝血尽"的时候，哪怕医生再高明，病也治不好。大家都知道"医生只能够医病，不能够医命"。若命已不行，则病不可愈，这种情况《黄帝内经》中叫作"神不使"，因为已经没有神气供病人使用了，哪怕用金丹妙药都无济于事，都救不了这个人的命。原因就是"形敝血尽"时"营泣卫除，神去之而病不愈也"。张志聪作注说，此言神由营卫精气所产生，就是皮腠产生的神气，此神若不使，我们的针和药都不会发生既有的作用。张景岳说"治病之道，攻邪在乎针药"，但是"行药在乎神气，故施治于外，神应于中，使之升则升，使之降则降，是其神之可使也"。可见神气是针刺和药物产生疗效的最重要基础。这就回到这个问题上：外治法的作用机制安在？滑寿说："药非正气不能运行，针非正气不能驱使。故曰针石之道，精神进，志意治，则病可愈；若精神越，志意散，虽用针石，病亦不愈。"人体的神气丧失，就叫作神不使。以上就是我们对外治法共同作用机制的认识，中医如此丰富多样的外治法都是采用不同的刺激手段，激发和促生皮腠神气，从而调节阴阳脏腑的平衡，达到气归于权衡的目的。同样，内治法也要调和神气，从而产生作用。

最后，我们来看一下神气的变生机制的意义。我们在前边已经论述了神气变生机制的内容、性用，也给大家提供了非常多的论据和简略的论证过程。这个机制如果存在，应该有非常重要的地位和意义。第一个意义就是它有可能是脏腑体表相关学说的基础。我们知道脏腑和体表是有联系的，我们在体表扎针，能够从内调于脏腑，而脏腑有病，也可以反映到体表来，这些就是脏腑体表相关学说。脏腑体表相关学说的机制可能和神气变生机制有关系。另外一个学说叫作"经穴－内脏相关"，皮腠变生神气的机制也可能是这个理论的基石。第二个意义是它有可能是中医的汗法、针灸、贴敷、按摩，以及拔罐、刺血、刮痧等外治方法的作用基础。所以这个机制本身是值得进一步深入研究的。

今天我们就讲到这里，谢谢大家的参与。

三、腰痛的辨证和刺法
——《黄帝内经》被忽略和遗忘的成果

各位专家，各位同仁，大家早上好，今天我给大家讲的题目是"腰痛的辨证和刺法"，副标题就是"《黄帝内经》被忽略和遗忘的成果"。

首先我们来看一下概说。腰痛对于临床医生来说是不陌生的，是常见的一种病症。腰痛有一个很重要的特点，就是很不好治疗，临床上有人说"病人腰痛，医生头痛"。遇到腰痛的病人，医生的脑袋就大了，有时治疗很长的时间，还是时好时坏。在针灸临床中，腰痛的发生率、多样性、复杂性都是首屈一指的。我们过去的教材或者专著，对腰痛的辨析和治疗是不够的。因为我们的教科书仅把腰痛分成几个型，一般来说，每个主证前边就是腰痛，然后是对这个主证分型的辨析。比如气血不足，就出现面色萎黄，或者面色白，或者精神委顿等症状，但对腰痛本身的性质和特点没有进行更多辨证和辨析。对于疼痛发生的时间、部位、性质都应该做比较详细的辨证，这样才能够为治疗提供坚实的基础。所以按现在教科书或者比较权威的专著，我们根本就没有对腰痛进行更多的辨证，更没有对它的经脉循行进行更仔细的分析。

但是如果我们溯本追源，实际上《黄帝内经》中早已对腰痛本身有很仔细、深入的描述。比如在《素问·刺腰痛论第四十一》《素问·骨空论第六十》《灵枢·杂病第二十六》中，记载了腰痛的经脉辨证、证候辨证和大量有效的针灸验穴、组方，这些都是非常宝贵的资源。只不过在后来的发展中，特别是现代的教科书，摒弃了一些传统写法，单纯结合全身辨证分型而忽略局部辨证，也就把这些东西忽略了。而且《黄帝内经》中还记载了一种非常有特色的刺法，就是用八髎穴，按照月生月死这样一个实践方法来进行缪刺。月生就是月初生的时候，比如初一、初二、初三、初四、初五；十五以后，月亮慢慢就从圆变缺，这个叫作月死。在《黄帝内经》中这样一种非常有特色的治疗腰痛的方法，近世几乎就没有人再提了。所以今天我们就来仔细温习一下，看一看《黄帝内经》中究竟对腰痛做了一些怎样的辨析。

腰痛累及不同的经脉，所以必须要对这些经脉进行辨证。我们要辨清腰痛的部位，要辨清牵涉哪一经，处方选穴才比较有针对性。腰是躯干和下肢的接合部位，这个部位的活动性非常强，而且非常重要。很多经脉包括足三阴经、足三阳经都与腰痛有关。换句话说，足三阴经、足三阳经都可以影响腰痛，此外还有阳维之脉、会阴之脉。会阴之脉，就是冲、任、督这三脉都起于胞中，下出会阴，然后"一源三歧"，会阴之脉实际上牵涉督脉和任脉，向后就是督脉，向前就是任脉，因此会阴之脉的病变也会产生腰痛。

诸经之中，太阳经是产生腰痛最多的经脉，《黄帝内经》中有四个证型，其中一个证型就是太阳经脉本身的腰痛，太阳经的散行脉叫解脉，这些我们现在都是不学的，但这是经络学说的一个重要分支。如果我们仔细研究经络学说的话，实际上还需要补充很多的内容。比如解脉就是足太阳经的一个散行脉；横络之脉是足太阳经的外络，它有一点像带脉，跟带脉有非常密切的联系；还有足太阳脾经络脉。这三条脉，加上足太阳经本身，就与四种不同性质的腰痛有关。后面我们要仔细地谈每一种腰痛有什么特点，怎么治，它的治法也不同。足太阳经腰痛是最多的，因为足太阳经从头走脚循行，整个腰背部都被足太阳经所笼罩着。

足少阳经腰痛也有三种。第一种是足少阳经本身失衡，气血运行阻滞；第二种是足少阴经之别，指足少阴络脉，因该络脉并足少阳经上行，至足外踝上5寸处别走厥阴，并经下络足背，这个别叫作"同阴之脉"；第三种是足少阳经脉之分，叫"肉里之脉"。在足少阳经之间，还有两个分支产生的腰痛，其性质和特点也不一样，治法也不一样。

足阳明经的腰痛在临床上很少提及，但实际上是比较多见的，待会儿我们再谈具体特点的时候会提。

大家比较容易理解足少阴经的腰痛。足少阴经是属肾的。腰为肾之府，所以肾经的问题会导致腰痛，只不过这个腰痛很有特点，治疗上也比较有特点。足少阴肾经有一个别脉叫作昌阳，"昌阳之脉"会出现腰痛。

足厥阴经的经脉实际上在临床上非常少提及，但它的特点又是非常明确、非常典型的。

类似的内容非常丰富，比如足太阴经的别脉叫作散脉，这就是我们从《黄帝内经》中集结出来的经脉，这么多的支脉都会产生腰痛，而且特点、治疗都不一样。所以腰痛从辨析和治疗来说，有非常丰富而深刻的学问。

下面我们依次来看。

第一个，足太阳经的腰痛，它的症状特点是腰痛的同时背痛，疼痛的性质是沉重，腰痛如带五千钱，这是寒湿的腰痛，就像这人把五千个铜钱背在背上，那种沉重的感觉，大家可想而知。所以足太阳经的腰痛的主要特点就是"痛背如重状"，而且这个重牵引到项、腰和尻。尻指的是尾骨，就是尾椎的部位。"腰痛背如重状"，就是足太阳经的腰痛的特点。"下项循肩髆内，挟脊抵腰中，令人腰痛引颈脊尻背如重状。"这种腰痛怎么治？《黄帝内经》中提出刺委中、昆仑出血，但是"春无见血"，春天的时候，你不要把它刺出血。张景岳解释说："太阳合肾水，水旺于冬而衰于春，故刺太阳经者，春无见血。"就是说凡是刺太阳经，特别是刺委中，在春天的时候不要见血，其他时间可以刺血治疗太阳经的病症。太阳经沿着头下来循行，这是经筋，你看整个腰部都被经筋覆盖。所以太阳经的腰痛是临床上最常见的，刺委中、昆仑出血，治疗效果非常好。

散行脉又叫解脉，解脉"腰痛，痛而引肩，眦眦然""时遗溲"。腰痛引到肩部，眼睛看东西有一点不太清楚，有一点恍惚，有时还遗尿，并且"如引带"，就有点像带子一样束在腰间，如折腰状，腰断了一样疼，根本就不能动，而且有一个神志方面的特点，出现善恐的现象。这都是解脉的腰痛的特点。那怎么治疗？"刺膝筋肉分间郄外廉之横脉出血"，然后"血变而止"。这个穴在什么地方？"腘中横纹两筋之间"，在"䐐肉高起之处"，这就是委阳，委阳是足太阳的血郄。刺血的要求是什么？要把黑血放尽，出血量要大一点，一直到血的颜色变成正红色后才能止血。另外，可以刺委中，也是要黑血放尽。这是足太阳经的一个特例。

足太阳经的第二条脉是横络之脉。它的腰痛的特点是不可以俯仰，身体只有在居中的位置，疼痛才稍微有所缓解，只要稍微往前倾或稍微往后仰，就会出现比较剧烈的疼痛，而且朝后仰的时候还有一点要摔倒的感觉，所以叫"仰则恐仆"。这个情况一般是因为举重伤腰，出现"横络绝"，恶血在横络停留。治疗：刺委阳；或者刺殷门穴，殷门穴大家都知道，在臀横沟和委中的连线上，承扶下6寸处取穴。刺委阳和殷门出血，就是横络之脉的腰痛的主要取穴和治疗方法。

足太阳经支脉飞阳之脉的腰痛是一股一股的，怫怫然，"痛上怫怫然，甚则悲以恐"，同时还有情绪反应，这是《黄帝内经》中很生动、很形象的表述。治疗要刺两个穴位：一是飞阳，刺它的络穴；二是刺足少阴的筑宾。这两个穴位都在内踝，筑宾在内踝上5寸，用它来治疗飞阳之脉所出现的这种腰痛。

足太阳经四种不同的腰痛我们讲完了，现在我们来看足少阳经的腰痛，其特点是"如以针刺其皮中，循循然不可以俯仰，不可以顾"。病人一方面感觉这个疼痛就像针扎在皮肤上，是一种尖锐的疼痛。另一方面他的整个腰既不可以俯仰，也不可以回顾。"顾"，就是往后看，腰痛时往后看就做不到，可以刺阳关出血，但是夏天不要见血。近代很少用阳关，我们现在一般用阳陵泉来取代阳关。阳关又叫膝阳关，是治疗腰膝部疼痛的一个要穴，非常重要。为什么它叫阳关？阳气在这里有一个关隘。这是足少阳经很重要的一个穴位。

足少阳的别脉叫作同阴之脉，同阴之脉的腰痛叫怫然肿，腰痛的局部位置好像肿起来，肿得有一点突兀，来得有一点"陡"。腰痛局部出现肿胀，有一个小锤居中这种感觉，就是同阴之脉腰痛的特点。治疗可选足少阳经的阳辅，"刺同阴之脉，在外踝上绝骨之端"，阳辅是在绝骨上3寸。"为三痏"，在这里刺三次。

肉里之脉是足少阳经的一个分支，这条脉出现腰痛的时候，如果咳嗽，腰部就像有一根筋牵扯着，引起更严重的腰痛。所以肉里之脉出现疼痛的时候，病人不能咳嗽，你让他咳嗽一下，"咳则筋缩急"，治疗刺阳辅。这是足少阳经第三种腰痛的特点。

下面我们来看与足阳明经相关的腰痛，其在临床上和近现代的教科书中比较少见。《黄帝内经》中说足阳明经引起的腰痛，"不可以顾，顾如有见者，善悲"。这种情况我没有见过，不知道大家见过没有。这种腰痛不可以回头看，否则像要见鬼神一样，并且除了腰痛，病人还善悲。请大家看一下张景岳的解释。足阳明经的这种腰痛，我们刺足三里和上巨虚、下巨虚出血，但是"秋无见血"，就是秋天的时候不要刺出血。

下面讲足少阴经的腰痛，特点是腰痛"引脊内廉"，从里边痛出来。脊柱有前面和后面。前面正好在我们前方的内脏和后方皮肤之间的这个位置上，它的疼痛在这里。我本人也有腰椎问题，就会出现这种情况，这个疼痛在脊柱的前面，而且当你碰到一个东西的时候，痛感就特别明显，突然间脊里边就出现痉挛性疼痛，这就是足少阴经的腰痛的特点。我们需要刺复溜，这个穴位春天不要见血，出血不要太多，《黄帝内经》对此有比较明确的要求。

对于足少阴经的腰痛，可以灸，但灸需要以下几个条件："强食生肉""缓带披发，大杖重履而步"。灸除了鼓舞正气，还要消耗正气和气血，所以此时一定要注意，要多摄入蛋白质，肾经不足，属于肾虚状态。"强食生肉"是《黄帝内经》中的记载，我们的理解就是营养要跟上，不能光是治疗而吃得很差，如果营养很差，那么治疗是起不到什么效果的。"缓带披发"就是尽量宽松，同时"大杖重履而步"，在鞋的外边有木制的东西，称为"履"。大杖重履就是穿着这样的东西走，就像现在的康复训练，扛着一个大杖，然后脚底下穿着重履慢慢地走，相当于在做运动康复治疗。足少阴经的腰痛症状非常有特点，《黄帝内经》提出来的康复治疗也非常有特点。

足少阴经有一支别脉，叫昌阳之脉，这个别脉的腰痛尽管也是足少阴经的腰痛，但痛的特点是"痛引胸膺，眅眅然，甚者反折，舌卷不能言"。这就不仅仅是引起脊内里的疼痛了，还要"痛引胸膺"，眼睛有时看不清楚，恍惚，严重的时候腰就出现反折的情况，同时有"舌卷不能言"，这是比较严重的情况。《黄帝内经》中仍然有提示，我们这时要刺复溜，这是治疗足少阴经病症很重要的一个经穴。现在复溜的主治作用中往往去掉了能治疗腰痛，特别是足少阴经的腰痛没有记载下来，我们自己就要补充。

足厥阴肝经的腰痛的特点是僵硬，而且"如张弓弩弦"，硬撑撑的，就像弓弦绷直了一样。对于这种腰痛，我们采用刺蠡沟治疗，"其病令人善言，默默然不慧"，可以"刺之三痏"，刺三次，病人"善言默默然"，不能够发声，这句话很绕口，关键是看这个句断到什么地方，不该是"其病令人善，言默默然"，而应该是"善言默默然"，就是病人不能够发声，而且有"不慧"，就是人不是很清醒，治疗就"刺之三痏"，"三痏"就是三次，刺蠡沟，三次。这是足厥阴肝经的腰痛的治疗。

阳维之脉的腰痛，"腰痛，痛上怫然肿"。"怫然肿"就是腰肿起来很突兀，而且疼痛也比较重。对于阳维之脉的腰痛，刺承山，"阳维脉气所发，别于金门而上行，故与足太阳合于腨下间，去地一尺所"。

会阴脉的腰痛是"痛上漯漯然汗出，汗干令人欲饮，饮已欲走"。会阴脉的腰痛除了疼痛比较重，痛的地方汗出如珠，一颗接一颗，所以叫"痛上漯漯然汗出"，"漯漯然"就是出汗很多，"汗干令人欲饮"，人容易口渴，他饮了以后"欲走"，饮了以后他又好像要活动一下，这是典型的特点。临床上，我见到过"漯漯然汗出"这种情况，但"饮已欲走"我还没见到过。对于会阴之脉的腰痛，我们要刺申脉、委中、承筋，"视其盛者出血"，申脉、委中、承筋这些穴位大家都比较熟悉了，我们就不再说了。

下面讲足太阴经的腰痛，"腰痛引少腹控眇"，季肋就是肋骨下有肉的地方，称为"眇"。足太阴经的腰痛的特点：俯是可以的，但是不能仰，一仰起来腰痛就明显。《缪刺论》中说"邪客于足太阴络，令人腰痛引少腹控"，这里没有提及季肋这个部位，只是说控少腹，痛的时候少腹这里被牵引，"不可以仰"。《缪刺论》中用八髎月死生法来交经缪刺。

足太阴经有一条脉叫"散脉"，它的腰痛性质是发热，这种热让人烦躁，"热甚生烦，腰下如有横木居其中"，就像腰里面有一个横的东西在这里支撑着，"甚则遗溲"，如果严重的话，有小便失禁、遗尿的情况。足太阴经的散脉的腰痛，刺的穴位是地机。

下面讲兼证的辨析。从腰痛的性质，热、寒，可不可以俯仰，有无伴见喘息等情况，以兼证来进行辨证，从而进行治疗。还可以从大便、少腹及相应活动等来对腰痛进行辨析。

总之，《黄帝内经》中腰痛的辨析和治疗内容是非常丰富的。我希望大家自已钻研一翻，绝对不止于我们现在的教科书、专著中所提到的那几个类型。对中医来说，能够把腰痛治好，这是非常不容易的。《黄帝内经》在《缪刺论》中提出的八髎月死生为痏数的交经缪刺法，我们以后有机会再给大家介绍，这是一种重要的方法。好，我的讲座就讲到这里，谢谢大家！

主要参考资料

[1] 石学敏. 针灸学 [M]. 北京：中国中医药出版社，2002.

[2] 王华，杜元灏. 针灸学 [M]. 北京：中国中医药出版社，2012.

[3] 江花. 叶心清 [M]. 北京：中国中医药出版社，2018.

[4] 黄帝内经素问 [M]. 北京：人民卫生出版社，2012.

[5] 灵枢经（九卷）[M]. 据赵府居敬堂本影印. 北京：人民卫生出版社，1956.

[6] 段逸山.《素问》全元起本研究与辑复 [M]. 上海：上海科学技术出版社，2001.

[7] 许慎，徐锴. 说文解字小徐本 [M]. 昆明：云南出版集团责任有限公司，2017.

[8] 段玉裁. 说文解字注 [M]. 上海：上海古籍出版社，1981.

[9] 张介宾. 类经 [M]. 北京：人民卫生出版社，1965.

[10] 丹波元简. 素问识 [M]. 北京：人民卫生出版社，1984.

[11] 程士德. 素问注释汇粹 [M]. 北京：人民卫生出版社，1982.

[12] 李鼎. 针灸学释难 [M]. 上海：上海中医药大学出版社，2006.

[13] 张志聪. 黄帝内经灵枢 [M]. 北京：中医古籍出版社，2015.

[14] 杨上善. 黄帝内经太素 [M]. 北京：人民卫生出版社，1965.

[15] 吴昆. 黄帝内经素问吴注 [M]. 北京：学苑出版社，2012.

[16] 马莳. 黄帝内经灵枢注证发微 [M]. 北京：科学技术文献出版社，1998.

[17] 辞海编辑委员会. 辞海 [M]. 上海：上海辞书出版社，1979.

[18] 孙秀娟，周春祥. "少阳为枢" 内涵探讨 [J]. 南京中医药大学学报，2008（3）：153-155.

[19] 秦其兴. 针刺归来治经迟 [J]. 山西中医，1991，7（6）：6.

[20] 王鸿度，陈庄，扶世杰，等. 骨转换生化标志物昼夜节律的研究进展 [J]. 中国骨质疏松杂志，2009，15（3）：61-66.

[21] 王鸿度，陈庄，张丰正，等. 电针足少阳经穴对去卵巢大鼠抗骨质疏松作用的研究 [J]. 中医杂志，2011，52（4）：322-325.

［22］王科闯，陈辉，石含秀. 王鸿度教授运用"少阳主骨"论治骨质疏松症［J］. 中医临床研究，2015，7（6）：3－4.

［23］江花，陈庄，扶世杰，等."少阳主骨"学说的架构与验证［J］. 泸州医学院学报，2011，34（1）：5－9.

［24］潘小燕，王鸿度，岳荣超，等. 电针足少阳经穴对去卵巢大鼠骨质疏松症骨组织 OPG、RANKL 及 CBFα1mRNA 表达的影响［J］. 中华中医药杂志，2017，32（11）：5132－5134.

［25］王鸿度，张丰正，游慧，等."少阳主骨"理论考辨［J］. 中国针灸，2008，28（6）：469－471.

［26］Eriksen E F. Cellular mechanisms of bone remodeling［J］. Rev Endocr Metab Disord，2010，11（4）：219－227.

［27］NIH. consensus development panel on osteoporosis prevention，diagnosis，and therapy［J］. JAMA，2001（285）：785－795.

后记

　　先生极为赞赏当代哲学家冯友兰所称道的"横渠四句"，即北宋大家张载的名言："为天地立心，为生民立命，为往圣继绝学，为万世开太平。"

　　记得有一次课后，师生一行人交流如何教学相长时，先生突发感叹说："我到了现在这个年纪，常有不知道如何给学生上课之感。每次课前还有点小紧张，要很认真地备课，心里才不慌。"当时我们都很惊讶，觉得无法理解他此番言语的意义，因为大家都认为像他这样教学、科研和针灸临床经验都极为丰富的老师，各个知识体系都谙熟于心，各种教学方法都驾轻就熟，怎么会有一种教学新手才有的忐忑？随着我自己逐渐年长，经历二十多年的教学之后，方能些许理解先生当日心境。教育绝非仅是技艺相传，教育永远要面临的是对世道人心的观察、领悟、引导、维护，以及转变。诚如清代医家龙之章在《蠢子医·卷二·病宜用金丹，无论老弱贵贱》中所言："世道每从人心转，人心就是病根源。"通过对一门课程的讲授，达到明其心、启其智、授其技、益其趣、增其信，使学生真正做到德行兼善、知行合一，这是为人师者的责任。

　　先生在对其研究生的指导过程中，一直贯彻对"道德、人品、文章"的观察与训练，指导他们学会选择与执行，经常勉励他们要做到"七善"：居善地，心善渊，与善仁，言善信，政善治，事善能，动善时。他常引《论语》《道德经》《易经》等古代先贤经典的理念，让学生和青年教师认真做事、踏实做人，以"仁爱、明诚"立身行事。他常说，在这样的盛世，在这样快节奏的时代，要找到自己这个"主人翁"，真正追逐人生的终极意义，体会颜回之大乐为何，要明白所有的名利都是附带的，却不可反客为主，竞逐浮华。先生经常提醒学生要让自己的心如不系之舟，不受外在物质与认知过多左右，认准自己正确的方向，像王阳明先生所叮咛的"道自升沉宁有定，心存气节不无偏。知君已得虚舟意，随处风波只晏然"。

先生经常提及持之以恒地"诊脉""练针"都是中医学子"由技进道"很好的训练方法，均是为了练心、练神。让自己的心灵在纷乱中快速进入某种"虚空和澄明"的境界，体会针感、脉感，方能与病人感同身受。先生还指出"针前脉诊"和"针后脉诊"的重要性。先生认为中医学习源头和终端即在生活，古代名医在琴棋书画或六艺上下的功夫匪浅，其意亦在此。现在较多的学生不明了合理生活的意义，任性地生活，不吃早饭，饮食五味务快其心，晚上熬夜到一两点，穿着暴露，丝毫不计较课堂上所学的"保胃气，固护阳气"的切实意义，故而知行分割，其所学所知未落实到具体的生活、工作实践中，不可谓"真学真知"。

先生在课堂上讲"骨正筋柔"，提醒同学们坐立行卧要保持骨正的状态，筋肉方能柔和而正常发挥功能，不会产生疼痛挛痹之证。而我们修身立业时也只有"正心诚意"才能保证工作、生活不脱离常轨，不背离道，心才不会如"亡羊"，无从觅踪。针灸扪穴要寻"真穴"，操作时，要凝神定气，勿随意谈笑，以意领针，以神助愈。治疗本其真善，假以时日，自能入"美"境。针阵有序不乱，则疗效倍增，课堂上师生交流无滞，自然酣畅淋漓，有益身心。

先生常谈到自己老师当日提到的"担截法""开四关""十三鬼穴"的具体运用，于课堂内外与学生分享自己数十年追寻《黄帝内经》中有关"少阳主骨""皮腠生神"相关学说的心路历程，包括阅读古籍的方法，如何提出科学假说，如何设计实验进行验证。鼓励学生在"读经典，跟名师，做临床"

的过程中一定要有批判性继承的精神，只有这样，才能有自己的领悟与创新。因为没有任何理论是一开始就很完备的，它总有自己的适用条件。所以我们要去找到合适的匹配条件，给予病人全生命周期的医疗与关怀。

生亦有涯，学海无涯，中医学术，继往开来，薪火相传，能亲睹吾师风采，常得吾师提点警醒，能共诸师友徒日常问答，学有进益，皆吾辈之幸也。

江　花

书于西南医科大学北滨苑

2023 年 1 月